PILATES:
MODELE SEU CORPO E TRANSFORME SUA VIDA

Dados Internacionais de Catalogação na Publicação (CIP)
(Câmara Brasileira do Livro, SP, Brasil)

Ackland, Lesley
    Pilates: modele seu corpo e transforme sua vida / Lesley
Ackland ; tradução Sílvio Neves Ferreira – 3. ed. – São Paulo :
Pensamento, 2005.

    Título original: Pilates in a box.
    ISBN 978-85-315-1359-6

    1. Aptidão física 2. Exercícios físicos 3. Mente e corpo 4. Pilates
(Método de exercícios físicos) 5. Saúde - Promoção I. Título.

05-8323   CDD-613.71

Índices para catálogo sistemático:

    1. Pilates : Manutenção do corpo : Método de exercícios físicos :
Promoção da saúde 613.71

PILATES:
MODELE SEU CORPO E TRANSFORME SUA VIDA

Lesley Ackland

Tradução
SÍLVIO NEVES FERREIRA

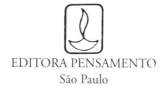

EDITORA PENSAMENTO
São Paulo

Título original: *Pilates in a Box.*

Copyright © 2002 Lesley Ackland.

Publicado originalmente pela HarperCollins Publishers, Ltd.

Fotos de Guy Hearn.

Todos os direitos reservados. Nenhuma parte deste livro pode ser reproduzida ou usada de qualquer forma ou por qualquer meio, eletrônico ou mecânico, inclusive fotocópias, gravações ou sistema de armazenamento em banco de dados, sem permissão por escrito, exceto nos casos de trechos curtos citados em resenhas críticas ou artigos de revistas.

Aviso: Alguns dos exercícios contidos neste livro e nas fichas são feitos usando-se cadeiras como apoio. Certifique-se de que a cadeira seja forte e segura antes de iniciar os exercícios.

Os exercícios contidos neste livro são seguros quando praticados de acordo com as instruções dadas. O autor e o editor não se responsabilizam por problemas que possam ocorrer se as instruções não forem seguidas.

Edição	Ano
4-5-6-7-8-9-10-11-12	09-10-11-12-13-14-15-16-17

Direitos de tradução para o Brasil
adquiridos com exclusividade pela
EDITORA PENSAMENTO-CULTRIX LTDA.
Rua Dr. Mário Vicente, 368 – 04270-000 – São Paulo, SP
Fone: 2066-9000 – Fax: 2066-9008
E-mail: pensamento@cultrix.com.br
http://www.pensamento-cultrix.com.br
que se reserva a propriedade literária desta tradução.

SUMÁRIO

Prefácio   7

Capítulo 1
O Pilates clássico e a Manutenção do Corpo   11

Capítulo 2
Como fazer a conexão entre a mente e o corpo   14

Capítulo 3
Antes de começar   19

Capítulo 4
O que é essencial   23

Capítulo 5
Programas de exercícios e como usar as fichas   34

PREFÁCIO

Você sonha ter um abdome liso, um corpo mais esbelto, mais magro e uma postura elegante? Você quer melhorar totalmente a sua aparência? Nesse caso, *Pilates: Modele seu corpo e transforme sua vida* irá ajudá-lo a conseguir tudo isso — e muito mais. Neste livro, você descobrirá um método exclusivo de modelagem do corpo que o auxiliará a transformar o seu corpo e a desenvolver uma aparência física e uma energia que exprimirão confiança e graça totais. Se você quer ficar mais saudável, mais forte, mais esbelto e mais flexível, minhas técnicas de Manutenção do Corpo baseadas em Pilates são planejadas para obter êxito em todas as idades e em todos os níveis de condicionamento físico.

Embora muitas pessoas já tenham ouvido falar de Pilates, poucas sabem exatamente o que ele proporciona. Pilates é uma forma de exercícios físicos muito disciplinados e direcionados, com a finalidade de fortalecer os ligamentos e as articulações, aumentar a flexibilidade e alongar os músculos. A principal ênfase do "alongamento" do corpo é criar uma silhueta mais longilínea, mais esbelta e mais alta. No entanto, Pilates difere de outras formas de exercícios pelo fato de ir além do meramente físico. Trata-se de uma disciplina holística que integra a mente, o corpo e o espírito. É uma filosofia de atividades que provoca a integração física e mental. O meu método de exercícios para a Manutenção do Corpo é um processo exclusivo desenvolvido a partir dos exercícios Pilates.

Se você nunca tentou este tipo de exercício anteriormente, ficará surpreso pela sua aparente simplicidade. Os movimentos lentos e controlados possibilitam que a energia se desloque mais livremente pelo corpo. As técnicas de visualização ajudam com simplicidade a concentrar a mente para que cada exercício seja executado com a máxima precisão. Com os meus exercícios baseados em Pilates não existe necessidade de um esforço excessivo. A ênfase está na qualidade, não na quantidade. Ela não diz respeito a quantas vezes você faz, mas à maneira como você faz. Isso é, com certeza, uma boa nova para aquelas pessoas que ficaram desiludidas e aborrecidas com programas de capacitação física que não se adaptam a elas.

Se quiser obter uma aparência longilínea, esbelta, da maneira mais segura, basta seguir as diretrizes contidas neste livro. A maioria das técnicas está baseada na idéia de usar o próprio corpo para criar resistência; portanto, não há necessidade de utilizar qualquer acessório. Tudo o que você precisa é de um corpo predisposto e de uma mente interessada. No entanto, antes de tentar qualquer dos exercícios, é importante que você se familiarize com os princípios fundamentais.

A Manutenção do Corpo não promete nenhum efeito ou melhora imediatos. No entanto, com concentração e diligência, o resultado final será gratificante e simplesmente acentuará o seu bem-estar físico e mental.

Como conseguir o corpo que você deseja

Com a Manutenção do Corpo, acredito que você pode conseguir o corpo que deseja, de uma maneira controlada, progressiva e inteligente. O processo de Manutenção do Corpo não cria massa, mas fortalece os músculos fracos e alonga os tensos. Você pode se concentrar numa parte do corpo sem exercer tensão sobre outra. A Manutenção do Corpo difere das outras formas de exercícios pelo fato de estar, antes de tudo, focalizada na postura. Uma boa postura é essencial para recondicionar o corpo, o que pode manter a sua aparência mais esbelta, mais descontraída e a sua sensibilidade aguçada.

A originalidade do método de Manutenção do Corpo é que ele é adequado para pessoas de todas as idades. Não importando o seu nível de condicionamento físico, você tem o potencial para conseguir um corpo flexível e para atingir um nível de "boa saúde" mental e física que você deseja manter. Você irá sentir-se bem consigo mesmo, o que envolve um diálogo inteligente entre o seu corpo e a sua mente. A imaginação e a visualização são instrumentos muito apropriados — se você puder se concentrar em como deseja parecer, o corpo irá cooperar da maneira mais apropriada. A maneira como você imagina a si mesmo é refletida na linguagem do seu corpo que, por sua vez, é percebida integralmente por todo o mundo. Quando essa linguagem é fluente e você tem consciência dessa fluência — os outros irão comentar a respeito de sua boa aparência.

Muitas pessoas não têm uma imagem positiva do corpo. As mulheres, principalmente, tendem a deixar de lado os cuidados com o corpo, à medida que vão ficando mais velhas. A Manutenção do Corpo pode ajudá-lo a conseguir o corpo que deseja e a se sentir bem com ele, e não o corpo que alguém mais tenha considerado aceitável. Com freqüência, somos levados a ser manipulados por fotografias de pessoas famosas em revistas, imaginando-as com as formas ideais que podem ser facilmente conseguidas. Isso é irreal e até perigoso. Devemos demonstrar gratidão e apreço pelo nosso corpo e aproveitar aquilo que nos é dado naturalmente. Muitas pessoas nem sequer consideram os aspectos altamente desejáveis de si mesmas. Nesta geração direcionada pela mídia, sofremos quase uma lavagem cerebral na aceitação do engodo do "corpo perfeito", que é simplesmente o que está na moda atualmente. Isso pode resultar em insatisfação e depressão. Podemos nos transformar, reduzir as limitações auto-impostas e recorrer ao nosso potencial — o uso das minhas técnicas numa base diária irá desenvolver a mente e o corpo.

Pouquíssimos de nós nascemos com um corpo anatomicamente perfeito. Com o costumeiro uso errado, que começa quando somos muito jovens e continua até que sintamos desconforto, podemos causar sérios danos a partes do corpo. Inconscientemente, certas regiões são mais atingidas e, à medida que vamos envelhecendo, é mais do que provável que uma parte da coluna vertebral fique visivelmente superdesenvolvida. É aí que os problemas se manifestam. Meus programas de exercícios baseados em Pilates tentam criar o melhor corpo possível para uma pessoa, em sua estrutura, com a compreensão de que não existe algo como o corpo perfeito. Todos nós temos imperfeições. O problema tem início quando uma imperfeição se transforma num problema físico.

Para as pessoas que sofrem de problemas causados por esforço repetitivo (STC — Síndrome do Túnel do Carpo), escoliose ou outros problemas, a Manutenção do Corpo é um magnífico instrumento para ser utilizado quando elas iniciam a jornada a fim de aliviar e até reverter o seu estado de saúde. Creio que todos podem melhorar e superar suas deficiências físicas através de um grupo de exercícios seguros e leves. Você ficará surpreso com a capacidade do corpo para responder e se recondicionar, devido ao estímulo correto. Para as pessoas que têm sérios problemas de postura que envolvam equilíbrio, esses exercícios podem corrigir não apenas o corpo, mas qualquer vulnerabilidade que possam sentir e transmitir aos outros. Elas irão readquirir confiança e deixar de viver com medo de cair ou cambalear, ou de dar a impressão de vulnerabilidade para os outros, o que pode incomodá-las.

Jamais encontrei alguém que eu não pudesse ajudar com a Manutenção do Corpo. Não poderíamos suportar uma vida que fosse limitada devido às "costas", à "perna" etc. Admitir esse pensamento negativo é resignar-se a uma existência e a um modo de vida extremamente desagradável. Ao iniciar os exercícios a seguir, seja paciente mas determinado, e sinta o corpo evoluindo para se transformar naquilo que você sempre idealizou — a elegância de um pescoço de cisne, as flexíveis costas de uma bailarina. Sinta a si mesmo flutuando, planando enquanto examina os seus movimentos. Concentre-se no momento que um dia tudo será lembrado como um progresso seu. Até aqueles que estejam excessivamente em má forma física podem esperar com interesse o dia em que possam se olhar no espelho e não reconhecer as pessoas que eram antes.

O PILATES CLÁSSICO E A MANUTENÇÃO DO CORPO

O conceito inicial do Pilates veio da idéia original de um alemão, Joseph Hubertus Pilates. Ele era extremamente débil e fraco quando criança, mas determinado a recuperar sua boa forma física. Esse foi o início de uma longa obsessão com o condicionamento físico e o desenvolvimento do corpo, e, quando jovem, ele distinguiu-se como mergulhador, esquiador e ginasta. Aos 32 anos, mudou-se para a Inglaterra, onde ganhou a vida como lutador de boxe, artista de circo e instrutor de autodefesa.

Quando a I Guerra Mundial irrompeu, sua carreira foi temporariamente interrompida. Sendo alemão, Pilates foi prisioneiro na Inglaterra durante a guerra. No entanto, ele utilizou esse tempo como uma oportunidade para repensar e desenvolver seu método de condicionamento físico. O resultado foi o primeiro projeto para um sistema totalmente novo, o Pilates, que englobava todos os diversos procedimentos com os quais ele estava envolvido. Sua filosofia básica concluiu que a única maneira de se obter o verdadeiro condicionamento físico era por meio da integração da mente e do corpo. Conseqüentemente, todas as suas técnicas estavam baseadas numa combinação de condicionamentos físicos e mentais.

Quando Joseph Pilates criou seu sistema de exercícios, durante o período inicial do século XX, o modo de vida era, em muitos aspectos, mais saudável para as pessoas em geral. Sem a imensa quantidade de automóveis e de transportes de massa, caminhar não era simplesmente uma forma recomendada de exercício, mas, em vez disso, a maneira mais eficiente de ir de um lugar para outro.

Muitos dos nossos males e incapacidades de hoje em dia são, de fato, causados pela nossa civilização quase que totalmente orientada pela máquina. Movimentos repetitivos nos computadores e o fato de permanecer sentado numa cadeira durante a maior parte do dia num escritório conflitam com as necessidades fisiológicas do corpo humano. Existem também, é claro, fatores fora do nosso controle, como características genéticas e danos circunstanciais, que também podem ser levados em conta. Eu sabia que devia ampliar e intensificar os princípios básicos de Pilates.

A Manutenção do Corpo

Quase 90 anos depois de o Pilates ter sido criado, os problemas físicos mudaram, mas a dor não. O *stress* dos tempos atuais inclui uma variedade de atribulações debilitantes. Em 1980, comecei a desenvolver o método de Manutenção do Corpo, um programa equilibrado de exercícios, modelagem do corpo e revigoramento combinado com aperfeiçoamento mental e nutrição, baseado em Pilates. Inicialmente, estudei com Alan Herdman, o primeiro a levar o Pilates para o Reino Unido. Depois, comecei a viajar regularmente para Nova York para estudar Pilates nessa cidade. Durante minha instrução no exterior, tomei conhecimento de uma nova onda de pesquisas a respeito do corpo humano, e decidi pesquisar de que maneira os fisioterapeutas estavam trabalhando, particularmente no New York City Ballet. Eu também havia tomado conhecimento de outras formas de trabalhar o corpo, inclusive as técnicas de Feldenkreis e Alexander.

Tendo Pilates como o principal fundamento, comecei a integrar métodos de uma ampla variedade de origens, inclusive massagens medicinais, clínicas de osteopatia e de lesões físicas, e criei meu sistema exclusivo de trabalho com o corpo, que denominei Manutenção do Corpo. Durante os últimos 12 anos no meu estúdio nos Pineapple Dance Studios no Covent Garden de Londres, trabalhei e obtive êxito com pessoas que sofriam de várias enfermidades modernas: STC (Síndrome do Túnel do Carpo), dores lombares crônicas (algumas das quais provenientes de cirurgias na coluna vertebral), problemas relacionados com o HIV, deslocamentos aeróbicos, obesidade excessiva e até baixa auto-estima.

Geralmente chamados de "yoga com aparelhos", na minha academia, os exercícios baseados no Pilates podem incorporar bolas, cordas, aparelhos para alongamento e polias para levantamento de peso. No entanto, as atividades mais importantes e que produzem resultados mais duradouros são feitos no solo. Exercícios na esteira, essenciais para a mobilidade e resistência do corpo, têm como alvo os músculos enfraquecidos e pouco usados do abdome, da parte inferior das costas, dos braços e das pernas. Baseados no trabalho no solo, os exercícios contidos neste livro e no conjunto de fichas são movimentos simples e direcionados que não necessitam de um ginásio ou de um equipamento específico. Eles requerem apenas alguns minutos — pela manhã, durante o período do almoço ou mais tarde, à noite. Esse é um sistema completo de exercícios planejado para as pessoas que podem não ter disposição ou oportunidade para procurar a minha academia, mas que desejam se beneficiar do meu programa de Manutenção do Corpo baseado em Pilates, já devidamente testado e aprovado.

Para as pessoas que desejam aperfeiçoar ou mudar algum aspecto do seu corpo, essa rotina é simples e de fácil compreensão. As pessoas têm a tendência de usar os músculos para todas as finalidades. Eu trabalho para fortalecer os músculos menores, que podem proporcionar-lhe a aparência física que você desejar. Você também pode fortalecer o seu abdome, as coxas e os braços e dar melhor forma aos seus quadris. Vista uma roupa de banho — pareça e sinta-se mais longilíneo, mais magro e mais glamuroso. Não há limite para o que você deseja conseguir. Minha rotina irá torná-lo flexível, esbelto e seguro de si. Toda a imagem que você faz de si mesmo irá melhorar e você atingirá o auge de "condicionamento físico e mental" no qual corpo e mente se unem de um modo positivo. O resto é com você.

COMO FAZER A CONEXÃO ENTRE A MENTE E O CORPO

O princípio básico da Manutenção do Corpo é que o exercício é essencialmente uma técnica mente-corpo. Portanto, quando você se exercitar, focalize sua atenção no grupo de músculos que está utilizando. A Manutenção do Corpo reconhece que só através da sincronização do pensamento e da ação é que um exercício se torna realmente eficiente. Para adquirir um corpo saudável e bem condicionado, você precisa integrar as esferas mental, física e espiritual.

A mente acima da matéria

Há muito tempo, foi constatado que a mente tem uma enorme influência sobre a saúde do corpo. Pesquisas demonstraram que a mente possui uma infinita capacidade para induzir efeitos fisiológicos positivos que produzem efeitos tanto internos quanto externos. Você já pode ter observado que, quando está de bom humor, você, automaticamente, dá a impressão de parecer e sentir-se melhor. Cientistas atribuem esse fenômeno à atividade de bilhões de células nervosas do nosso cérebro, que transmitem mensagens químicas para o resto do corpo. Nossos pensamentos e emoções desempenham um papel vital, influenciando essa comunicação intercelular.

Pense por um momento em como se sente quando está estressado: não muito amistoso. Isso acontece porque o seu corpo produz um excesso de substâncias químicas "estressantes" (por exemplo: adrenalina e cortisona) que fazem com que todo o seu organismo fique acelerado. Seu coração bate mais rápido, sua pressão sangüínea se eleva, sua respiração fica rápida e quase imperceptível. Às vezes, esse tipo de reação é necessária. É ela que o estimula quando você se defronta com uma crise. No entanto, em grandes doses, esse tipo de reação pode ser extremamente prejudicial e leva a todas as espécies de sintomas desagradáveis, como tontura, tremores, exsudação em excesso, insônia e enxaqueca. É fácil perceber quais os efeitos negativos e indutores de *stress* que as emoções podem provocar.

Sentimentos positivos de calma e tranqüilidade têm um efeito muito mais benéfico, uma vez que induzem o corpo a produzir substâncias químicas que intensificam a saúde e a alegria (por exemplo: endorfina e serotonina), que são vitais para o bem-estar. Elas provocam uma sensação de serenidade — você respira mais fácil e profundamente, seu coração fica mais lento e sua pressão sangüínea baixa. Quanto mais relaxado você se sente, menos tensão mantém sobre os músculos em todo o corpo. Isso tem um efeito benéfico sobre a sua maneira de se portar em geral e sobre a sua postura. Músculos rijos e tensos tornam o seu corpo contraído e constrito. Isso impede que a energia flua livremente pelo corpo e, posteriormente, irá se refletir em uma musculatura fraca e disforme.

Atenção na realização dos exercícios

Se os pensamentos são tão poderosos, faz sentido usar a sua mente para provocar mudanças positivas no seu corpo. Essa é a essência da Manutenção do Corpo. Ao aprender a fazer corretamente cada exercício, você também está autorizando a sua mente a exercer uma maior influência sobre o seu corpo. Na Manutenção do Corpo você executa apenas um limitado número de repetições. Você deve fazê-las lentamente, a fim de se concentrar com mais atenção no direcionamento de sua energia para aquilo que está tentando conseguir. Se você visualizar o seu corpo de uma maneira negativa, vai precisar mudar o sentido do pensamento. Pensamentos positivos provocam mudanças positivas.

Para assegurar que um exercício é verdadeiramente benéfico e que provocará as mudanças que você deseja — por exemplo: as costas fortes e eretas —, vai precisar complementar cada atividade física com uma concentração mental. Praticando regularmente a visualização criativa, você irá desenvolver gradativamente a capacidade intelectual e emocional para interiorizar as mudanças físicas que deseja efetuar. Uma vez feito isso, as mudanças exteriores começarão a aparecer.

Ao se tornar consciente do seu corpo e das necessidades dele, você poderá começar a realizar, de modo consciente, mudanças por meio de exercícios. A Manutenção do Corpo está baseada no alongamento do corpo em toda a sua potencialidade. Conseqüentemente, isso irá gerar uma imagem mais longilínea e esbelta, uma maior flexibilidade e uma elasticidade que possibilitarão uma maior facilidade de movimentos. Esses exercícios se concentram no fortalecimento de músculos fracos e no alongamento daqueles que estão muito tensos e contraídos. O que você deseja realmente é um corpo no qual vigor e flexibilidade se complementem. É possível reestruturar totalmente as suas condições físicas. Isso, no entanto, não é senão uma maneira de conseguir que seu corpo faça os movimentos corretos. Uma parte integrante da Manutenção do Corpo é a maneira como você percebe o exercício. É por isso que o modo de proceder e a imaginação criativa são tão importantes. Cada vez que você realiza uma série de movimentos, é essencial que possa visualizar o que deseja conseguir. Fazer uma imagem na sua mente ajuda o seu corpo a reagir da maneira correta. Isso torna o processo como um todo mais estimulante e torna o efeito de cada exercício muito mais eficaz. De início, pode ser necessário algum tempo para entender totalmente como isso funciona. Sempre digo a um cliente principiante que espere fazer apenas cerca de 30 por cento daquilo que ele finalmente será capaz de fazer. São necessárias cerca de 10 sessões para compreender a técnica. A Manutenção do Corpo é uma das novas formas de exercícios que se tornam progressivamente mais difíceis, mas os resultados são compensadores. Com o passar do tempo, você irá parecer mais ereto, mais magro e mais forte.

Visualização criativa

O que quer que criemos na nossa vida começa como uma imagem básica na nossa mente. Muitas dessas imagens são inconscientes. Por meio da visualização criativa, é possível alterar essas idéias e imagens. Na Manutenção do Corpo, a idéia é criar na sua mente uma imagem que o ajudará a se focalizar na região do corpo que você está trabalhando. Isso exige um nível muito profundo de concentração que com a prática torna-se mais acessível. Num nível superficial, muitos dos exercícios parecem muito simples. A maneira como posiciona os braços e as pernas é apenas parte do processo. A Manutenção do Corpo, ao contrário de muitas outras disciplinas, é, na verdade, muito mais complexa porque, com cada movimento, você deve estar constantemente seguro do que todo o seu corpo está fazendo. Mesmo ao fazer movimentos destinados a trabalhar determinados músculos, como os abdominais, você precisa lembrar-se de focalizar igualmente o resto do corpo. Onde estão os seus pés? Seu corpo está na posição adequada?

A princípio, isso pode parecer difícil, e usar as técnicas de visualização pode ser extremamente útil. Perceber como o seu corpo a está sentindo torna mais fácil assumir a posição correta. Por fim, essas imagens irão surgir naturalmente pela associação, sem demasiado esforço. A visualização é um excelente método para fazer a conexão entre a mente e o corpo. Criar imagens mentais corresponde ao que você está tentando fazer fisicamente; você irá desenvolver um nível de conscientização do corpo que é exclusiva dos exercícios baseados em Pilates.

Técnicas básicas de visualização

Qualquer pessoa pode aprender a visualizar. Será útil se você começar a se sentir relaxado. Uma mente tranqüila tem maior tendência a fazer surgir imagens.

1 Passe alguns minutos concentrando os seus pensamentos. Tente esquecer as influências externas como o trabalho, o que você

deveria estar fazendo e quaisquer preocupações que possa ter. Lembre-se: esse tempo pertence a você.

2 Faça alguns alongamentos suaves e concentre-se na sua respiração. Uma respiração lenta e profunda tem um efeito calmante instantâneo, porque ela ajuda a estimular as tranqüilizantes ondas cerebrais alfa. Uma vez que se sinta suficientemente relaxado, pode iniciar os exercícios.

3 Enquanto faz os exercícios, focalize a atenção em cada parte do seu corpo. Qual a sua aparência? Em cada exercício, tente perceber uma imagem específica. Se estiver tentando visualizar a si mesmo numa praia, concentre-se na sensação que isso lhe dá. Seus pés estão relaxados, aquecidos e confortáveis? Seus braços pendem livremente nos lados, como os de uma marionete? Onde está a sua cabeça? Pense nas imagens que o ajudarão a assumir exatamente a posição correta.

4 Estimule cada imagem a se formar com a máxima intensidade possível, de modo que você possa quase percebê-la. Uma vez que tenha criado uma imagem familiar, tudo o que terá de fazer é, por fim, concentrar-se nela, e seu corpo irá reagir automaticamente.

O objetivo dos exercícios da Manutenção do Corpo é provocar mudanças permanentes. Você pode acelerar esse processo, utilizando técnicas de visualização quando não estiver se exercitando. Elas irão ajudá-lo, automaticamente, a caminhar, a ficar em pé e a sentar-se de maneira correta.

ANTES DE COMEÇAR

Os exercícios de Manutenção do Corpo baseados em Pilates exigem concentração e focalização totais. Por isso, torna-se particularmente importante encontrar uma ocasião e um lugar para fazê-los, sabendo que não será perturbado. Isso pode significar desligar o telefone e livrar-se de outras distrações para não ser interrompido. Você também vai precisar criar um espaço específico para que possa fazer seus exercícios. A maioria de nós não pode ter ginásios particulares! No entanto, você pode descobrir na sua casa um espaço que se transforme no seu retiro. Isso o ajuda a conseguir o estado de espírito adequado. Faça isso pensando: este tempo me pertence. Estou criando um espaço dentro da minha casa, no meu ambiente, para trabalhar o meu corpo por mim mesmo, sem interferências.

Quando se exercitar

Os exercícios podem ser feitos a qualquer hora do dia. Você pode preferir fazê-los no início da noite, a fim de ajudar a alongar e relaxar os músculos tensos depois de um dia de muito trabalho. Se achar difícil realizá-los totalmente pela manhã, uma sessão inicial de 15 minutos pode ser exatamente o que você precisa.

Roupas

O ideal é usar roupas com as quais você possa se exercitar confortavelmente, como calças de malha, short e camiseta ou blusa de malha. Não use nada que vá limitar seus movimentos. Opte por roupas de fibras naturais, como o algodão, que são mais frescas. Você pode se exercitar usando meias ou, se preferir, descalço. Se estiver preocupado com escorregões, coloque um par de tênis. Tire todas as jóias que possam causar desconforto.

Equipamentos

Tendo escolhido um local apropriado para se exercitar, tente criar um ambiente adequado. Isso pode significar mudar a posição dos móveis ou livrar-se de quaisquer objetos que atravanquem o lugar. Antes de começar, examine o chão à procura de objetos que possam causar ferimentos ou de alfinetes perdidos. A maioria dos exercícios requerem poucos ou nenhum equipamento. É essencial, entretanto, trabalhar sobre uma superfície acolchoada ou sobre uma esteira. Ela irá proteger sua coluna vertebral e prevenir qualquer contusão contra um chão duro. Provavelmente, será vantajoso investir numa esteira adequada para a prática de esportes. Como alternativa, você pode trabalhar em cima de um cobertor sintético dobrado. Ele deverá ficar com cerca de 1,5 a 1,8 m de comprimento e 30 centímetros de largura.

Alguns dos exercícios envolvem o uso de objetos, como cadeira, sofá, bola de tênis ou toalhas. Assegure-se sempre de que os móveis são confiáveis. Se um exercício indica que você precisa de um par de halteres e você não os tiver, pode utilizar, como substitutos, latas ou sacos com areia.

É possível tentar fazer os exercícios diante de um espelho de corpo inteiro. Com isso, você poderá verificar o que está fazendo.

Que exercícios?

No Programa de Exercícios para a Manutenção do Corpo, é realmente importante começar a sua rotina de exercícios com movimentos pélvicos e exercícios abdominais, porque você irá trabalhar a partir de um ponto fortalecido. Até quando estiver trabalhando os braços e as pernas, tudo será controlado por esse ponto. Assim, se você estiver em pé e fizer um alongamento da panturrilha, deverá estar pensando na posição do seu abdome, da espinha dorsal e dos ombros. Além disso, ao executar alguns exercícios abdominais básicos, cada sessão que realizar deverá incorporar alongamentos depois dos importantes exercícios de fortalecimento. Você então poderá trabalhar a parte superior e a parte inferior do corpo em dias alternados.

Se estiver com algum problema de saúde, como a enfermidade causada por esforço repetitivo (STC — Síndrome do Túnel do Carpo), escoliose, nevralgia do nervo ciático ou dores lombares, você deverá consultar antes um professor de Pilates qualificado. Ele poderá lhe dizer que exercícios são adequados para você e quais os que devem ser evitados.

Seqüência dos exercícios

1 Em primeiro lugar, faça movimentos pélvicos e exercícios abdominais.

2 Prossiga com os exercícios para as costas.

3 Faça exercícios e alongamentos para as pernas.

4 Termine com exercícios e alongamentos para a parte superior do corpo.

Leia todas as instruções atentamente. Lembre-se das instruções a respeito da respiração. Continue a aumentar os exercícios a cada dia ao se sentir mais confortável. Utilize a própria avaliação. Se estiver inseguro, faça os movimentos pélvicos e os exercícios abdominais e, depois, aumente os exercícios. Se sentir qualquer desconforto nas costas durante um exercício em particular, isso significa que você ainda está com resistência insuficiente para executá-lo.

Na Manutenção do Corpo, existem algumas regras básicas de segurança:

• Faça sempre os alongamentos depois dos exercícios de fortalecimento apropriados.

- Não tente fazer exercícios demais logo no início. Aumente o número de repetições gradualmente.
- Se sentir náuseas, cansaço ou se ficar extremamente ofegante — pare.
- Se sentir alguma dor no peito (principalmente acompanhada por dores no braço, no pescoço e na mandíbula) — pare de se exercitar imediatamente e procure ajuda médica.
- Se o exercício o deixar extremamente cansado, verifique com seu médico.
- O pescoço é uma região sensível do corpo. Caso não consiga se lembrar se trabalhou ou não essa região, é melhor não fazer nenhuma repetição posterior.
- Assegure-se sempre de ter alguma coisa em que possa se apoiar quando fizer exercícios com pesos.
- Se sentir dores lombares — pare.
- Se seus músculos começarem a tremer — pare.
- Beba muito líquido depois dos exercícios, principalmente se estiver fazendo calor.

Antes de iniciar qualquer programa de exercícios, é uma boa idéia consultar o seu médico. Um check-up antes de realizar os exercícios é muito recomendável se você tiver mais de 40 anos, ou se não vem se exercitando regularmente. Procure sempre a orientação de um especialista se tiver algum problema de saúde, se estiver grávida ou com problemas crônicos nas articulações.

O QUE É ESSENCIAL

A Manutenção do Corpo baseada em Pilates é um método de exercícios muito definidos. Ela é diferente de outros métodos pelo fato de exigir alguns fundamentos antes de iniciá-lo. Para entender totalmente o que está fazendo, é importante que você se familiarize com os princípios básicos. Há seis normas de procedimento essenciais a serem lembradas.

Respiração

Na dança, é dada muita ênfase à relação entre a respiração e o movimento. No entanto, raramente se dá muita atenção à importância da respiração na prática de exercícios físicos. A Manutenção do Corpo difere das formas convencionais de exercício, uma vez que ela se concentra no uso correto da respiração para cada um e todos os exercícios.

A respiração alimenta o corpo e o cérebro. As pessoas têm a tendência para respirar superficialmente para dentro do tórax quando inspiram, para dentro da parte superior do peito, e não corretamente para baixo do diafragma. Quando você respira profundamente, está trabalhando de dentro para fora. Você está energizando e reabastecendo grandes regiões do seu corpo. Mais uma vez, isso é tanto um conceito espiritual quanto físico.

Na maioria dos exercícios deste livro, você irá respirar com dificuldade no momento que fizer esforço. Durante o exercício, pense no oxigênio como uma rejuvenescedora força vital. Se você tiver uma região com os músculos tensos, tente direcionar sua respiração para dentro dela. A respiração é outra forma de recuperação, atuando de dentro para fora. As pessoas geralmente têm mais resistência de um lado do que do outro, são mais relaxadas de um lado e mais tensas do outro. Você estará usando o exercício e a respiração para gerar equilíbrio no corpo.

Controle

Todos os exercícios da Manutenção do Corpo são controlados. Neste caso em particular, a palavra "controlado" significa que as partes corretas do corpo estão sendo utilizadas. Muitas pessoas que pensam que estão usando os músculos abdominais durante um exercício, estão na verdade usando seus ossos e os flexores dos quadris. Assim, os músculos que devem ser o objetivo do exercício não estão sendo trabalhados de maneira eficiente.

Controle e precisão estão inter-relacionados. Todos esses exercícios devem ser feitos lentamente, como se estivesse meditando. Você deve focalizar a mente no que está fazendo e não a deixar vaguear. Use a respiração, a coordenação, o controle e a precisão para fazer um número limitado de repetições de maneira correta.

Você deve minimizar o *stress* e o envolvimento de outras partes do corpo. É preferível fazer cinco repetições uniformes, de uma maneira lenta e controlada, do que realizar centenas de movimentos durante um tempo no qual nada de útil aconteceu. Durante o movimento pélvico, você deverá sentir, literalmente, uma vértebra de cada vez. Realizar 10 repetições na Manutenção do Corpo de maneira correta é muito melhor do que realizar muitas repetições de maneira errada.

O mesmo princípio se aplica quando você está usando pesos para os exercícios. Nesse caso, você deverá lembrar-se de utilizar a resistência interna, em vez de usar os ombros ou movimentar bruscamente os cotovelos enquanto usa os pesos. Concentre-se nos músculos que está usando, ao mesmo tempo que se certifica de que o resto do corpo está relaxado e na posição correta. As pessoas com freqüência transformam um exercício simples em algo muito complexo, gerando assim deformidades, tensão e incapacidade para minimizar os movimentos de outras partes do corpo.

Centralização

Em muitas religiões orientais, o centro do corpo não é o coração, mas a pélvis. O princípio essencial da técnica da Manutenção do Corpo é reconhecer que existe uma poderosa região interior que controla o resto do corpo. Ela está localizada naquela parte do corpo que forma uma faixa contínua nas costas e na frente, entre a parte inferior da caixa torácica e a parte frontal do ílio. Esse local é chamado de "o centro". Essa é a região na qual se encontram os músculos do seu abdome e das costas. Esses músculos sustentam os órgãos internos e os mantêm eretos. Se você tiver um centro forte, terá as costas fortes, o que significa que pode andar, ficar em pé e correr sem desconforto ou dor. Seus braços e suas pernas são extensões dessa parte do corpo. Se você tiver as costas em más condições físicas, é um indício de que o seu centro não é suficientemente forte. Originalmente, os seres humanos não estavam adaptados para ficar em pé. A única razão pela qual ficamos em pé é por causa desses músculos específicos. Estamos lutando contra a gravidade, o que nos impele para a frente. Isso explica por que tantas pessoas têm todos os tipos de problemas com os músculos ligados aos ombros e ao pescoço. Vivemos basicamente desafiando a natureza, a gravidade e as características do nosso corpo.

Fluxo

Cada movimento da Manutenção do Corpo é planejado para ser realizado de uma maneira suave, natural e rítmica. Nesse método de exercícios não são permitidos movimentos violentos, bruscos ou rápidos, atividades descontroladas — eles constituem a antítese total de tudo aquilo que você está tentando conseguir. Se um movimento, alguma vez, der a impressão de ter sido feito dessa maneira, pode ter certeza de que você o está fazendo da maneira errada. Cada movimento origina-se de um centro forte e flui de um modo lento, suave e controlado, aquecendo assim os músculos e fazendo com que eles se alonguem e aumente o espaço entre as vértebras na coluna vertebral, para que o corpo se distenda a fim de criar uma forma mais alongada e mais esbelta.

Precisão

A fim de que produzam o efeito desejado, os exercícios baseados em Pilates devem ser realizados com precisão exata. Essa atenção aos detalhes é importante porque ela assegura que cada movimento esteja trabalhando o corpo de uma maneira correta. Antes de iniciar qualquer seqüência de exercícios, leia atentamente as instruções. Preste total atenção ao posicionamento e verifique o que dizem as "observações". Isso irá fazer com que você não gaste energia em excesso, fazendo algum exercício de maneira incorreta.

Coordenação

As crianças correm naturalmente, mas, para a maioria dos adultos, a coordenação é um grande problema. Muitas pessoas, quando começam a Manutenção do Corpo, queixam-se a mim: "Não posso coordenar minha respiração e o movimento. É demasiado. Tive de me concentrar muito. Não pude fazê-lo". A maioria de nós perdeu a capacidade de coordenar a mente e o corpo como um trabalho maquinal. Não temos mais a sensação de que nossos pés estão em contato com a terra. Perdemos a sensação do modo como o ar respirado circula naturalmente pelo corpo. O objetivo é restabelecer a conexão entre o cérebro e o corpo.

Isso é mais bem ilustrado quando tento ensinar às pessoas um exercício para os pés. Às vezes gracejo, dizendo que os pés estão muito longe do cérebro e não obedecem, porque há muito tempo não foram solicitados para fazerem alguma coisa. Observem as pessoas que não podem usar as mãos. Elas podem fazer com os pés as mesmas coisas que as outras podem fazer com as mãos. Todos nós temos essa faculdade, mas não a empregamos. Se você não se utiliza de algo que possui, isso se atrofia; se você não usa a coordenação no sentido físico, perde a habilidade.

Alguns dos exercícios da Manutenção do Corpo parecem muito complicados; isso porque eles são baseados na adoção de um conceito mais complicado do que o de um simples movimento físico. Eles estão tentando introduzir a mente na equação mente/corpo. Se eu pedir ao meu braço e à minha perna, em posições opostas, que façam alguma coisa ao mesmo tempo, coordenando-os com a respiração e a partir de um centro forte, deverei conseguir ser atendido. Se eu escorregar na rua, é mais provável que eu readquira o equilíbrio do que não. Se alguém joga um molho de chaves para mim, provavelmente irei agarrá-lo. Uma vez que eu tenha a conexão neuromuscular entre a mente e partes do corpo, posso agir automaticamente, e é aí que o conceito proprioceptivo — a ligação mente e corpo — é acionado.

Na Manutenção do Corpo, tentamos recriar o seu corpo como um todo coordenado, em vez de pensar: "Estou exercitando um braço, uma perna ou o abdome." A coordenação é mais importante do que a maneira como os exercícios fluem. Você pode achar que um exercício da Manutenção do Corpo é semelhante aos usados nas aulas de aeróbica ou numa academia, mas a diferença entre um exercício da Manutenção do Corpo e um exercício aeróbico é que, na Manutenção do Corpo, a atividade é um exercício concentrado e requer um esforço mínimo de outras partes do corpo.

Palavras-chaves

No Pilates e na Manutenção do Corpo há certas palavras-chaves que são citadas muitas e muitas vezes. Será útil aprendê-las antes de iniciar os exercícios.

Relaxamento

O Pilates refere-se com freqüência à manutenção de uma região relaxada. Isso não significa necessariamente o que você está pensando. As pessoas geralmente associam relaxamento a uma sensação de "lassidão", de deixar os músculos sem atividade. Neste caso, relaxar significa liberar a tensão numa região, embora ainda consiga manter o tônus e o controle. Isso deverá parecer confortável e natural.

Posição neutra da coluna vertebral

Algumas da posições que você irá assumir requerem que a sua coluna vertebral permaneça em posição neutra. Isso significa que você deverá manter a curvatura natural das costas. Portanto, quando você ficar deitado, não pressione muito as costas de encontro ao solo a ponto de perder sua curvatura natural. Tampouco você deve permitir que suas costas se arqueiem ao ponto de a parte inferior se afastar do solo. Apenas fique deitado, inspire e expire, e deixe que suas costas relaxem de encontro ao solo sem pressioná-las. Isso irá permitir que suas costas relaxem em sua posição natural, na posição neutra — que é ligeiramente diferente para cada pessoa.

O centro

Na Manutenção do Corpo, cada exercício tem origem no centro. Os músculos abdominais são o núcleo de tudo e sustentam a coluna vertebral. É importante que você se lembre de manter essa região corretamente posicionada. Isso é particularmente importante quando você exercita os músculos inferiores do abdome, porque é muito fácil fazer o oposto do que você realmente pretende. É normal que, quando você inspira, o abdome se retraia em direção à coluna vertebral, e quando você expira ele se dilate. Isso não é o que você precisa fazer. Você deverá tentar fazer o contrário do que o corpo deseja inconscientemente. Ao inspirar, você deverá relaxar o abdome; ao expirar, deverá retrair o umbigo em direção à coluna vertebral, usando os músculos inferiores do abdome. O seu corpo irá tentar fazer o oposto, mas é importante usar os músculos abdominais quando você expira.

Os pés

Quando se está exercitando, é essencial lembrar que, durante a maior parte do tempo, seus pés devem estar relaxados. Se estiver em dúvida, relaxe os pés. A maioria das pessoas coloca demasiada tensão nos pés e, por causa disso, se queixam constantemente de cãibras nos pés quando estão se exercitando. (Se você tiver cãibras, use um cilindro para os pés para aliviar a tensão.) Um pé relaxado deve dar a sensação de conforto; portanto, não haverá sensação de enrijecimento. Sempre que for necessário flexionar os pés, faça-o estirando suavemente o calcanhar e depois estendendo a ponta do pé para o mais longe possível sem tensioná-la. Não faça com que o seu pé fique tenso de forma que ele pareça estar de algum modo sob pressão.

O pescoço

Essa é uma parte sensível do corpo; por isso, você não deve colocá-la sob pressão desnecessária quando está se exercitando. É muito importante que você siga sempre, com muita atenção, as instruções dadas para o pescoço. A Manutenção do Corpo fala continuamente em manter o pescoço alongado, o que significa colocar a cabeça numa posição que estire o pescoço. Quando você estiver fazendo um exercício deitado, de costas, a maneira de deixar a cabeça em alinhamento com o resto do corpo é elevando o alto do crânio e a base do pescoço. Não tente deixar o pescoço rente ao chão.

Braços e pernas na posição correta

Esta é uma expressão muito comum na Manutenção do Corpo. Seus braços e pernas devem ficar relaxadas mas não imobilizadas. Esse é um detalhe importante a ser lembrado, principalmente para os alongamentos. Se um exercício exigir que você estire totalmente o braço ou a perna, você deverá tomar cuidado para não tentar fazê-lo além dos limites, o que provoca a imobilização das articulações.

Os pontos essenciais do corpo

A principal função da estrutura óssea é proporcionar ao seu corpo apoio, proteção e movimento. Os ossos atuam como alavancas e, como os músculos revestem os ossos, isso faz com que as partes do corpo se movimentem. Os músculos estão ligados aos ossos pelos tendões, compostos de tecidos conectivos resistentes, fibrosos e não-elásticos. Os ossos que mais exigem a sua atenção na Manutenção do Corpo são as principais vértebras que compõem a coluna espinal, compreendendo:

- Sete vértebras cervicais no pescoço.
- Doze vértebras torácicas, que se articulam com as costelas, no tórax.
- Cinco vértebras lombares na parte inferior das costas.
- Quatro ossos que estão fundidos no cóccix na base da coluna vertebral.

Uma vértebra de cada vez

A Manutenção do Corpo usa freqüentemente a expressão "uma vértebra de cada vez". Essa é uma das principais normas que você deve ter em mente sempre que estiver fazendo um exercício que envolva movimentar o corpo para cima e para baixo na esteira. A idéia é que você sempre faça o movimento gradualmente, de forma a erguer apenas uma vértebra da esteira de cada vez. A mesma regra se aplica quando você baixa o corpo novamente. Isso exige alguma prática e, inicialmente, você precisará se concentrar com muita atenção para assegurar que o está fazendo da maneira correta.

Movimentos

Todas as atividades que envolvem os ossos ocorrem nas articulações, possibilitando assim uma variedade de movimentos diferentes. Os mais comuns que você provavelmente vai encontrar na Manutenção do Corpo incluem:

- **Flexão** — que dobra um membro ou a coluna vertebral, por exemplo: ao se curvar a cabeça na direção do peito.
- **Extensão** — que alonga um membro ou a coluna vertebral.
- **Hiperextensão** — o que significa curvar as costas para além da posição vertical; por exemplo: ao se reclinar a cabeça para trás a fim de olhar para o teto.
- **Abdução** — quando se faz um afastamento do centro do corpo; por exemplo: ao se elevar os braços lateralmente para colocá-los na horizontal.
- **Inversão** — quando se vira alguma parte do corpo para dentro, em sentido contrário ao normal; por exemplo: ao se virar a sola do pé para dentro.

• **Rotação** — quando o osso gira sobre o seu eixo, seja afastando-se ou em direção ao centro do corpo.

Os músculos

Os músculos produzem um movimento ao contraírem ou relaxarem os tendões que movimentam os ossos nas articulações. Eles também são responsáveis pela manutenção da postura. Muitos músculos estão ligados pelos tendões a dois ossos articulados. A maioria dos movimentos, portanto, envolve o emprego de vários grupos de músculos. Os músculos também trabalham em pares "antagônicos" — um músculo se contrai para movimentar o osso numa direção, o outro se contrai para movimentá-lo de volta; por exemplo: os músculos da panturrilha e da parte frontal da perna, que levantam e abaixam o pé. Cada músculo tem a capacidade de se contrair ou de reduzir o seu tamanho. Ele pode estar alongado quando está relaxado. Os músculos também controlam funções internas como o fluxo do sangue por todo o corpo e a propulsão do sangue pelo sistema digestivo.

Há, literalmente, centenas de músculos no corpo humano (apenas 620 deles podem ser controlados conscientemente), que estão, todos eles, envolvidos num grande número de funções. Os músculos mais importantes aos quais você deverá ficar atento para fins da Manutenção do Corpo são:

Trapézio — atrás do pescoço estendendo-se até os ombros
Ação — alonga a cabeça

Eretor escapular — na parte traseira e nos lados do pescoço estendendo-se até o ombro
Ação — eleva a omoplata e o ombro

Deltóide — na parte superior dos ombros e dos braços
Ação — movimenta os braços para trás e para a frente

Bíceps — na parte de frente dos braços
Ação — movimenta o braço

Tríceps — na parte traseira dos braços
Ação — movimenta o braço

Grandes glúteos — formam as nádegas
Ação — erguem o corpo; usados para correr e saltar

Pequenos glúteos — nas nádegas
*Ação — giram as coxas lateralmente; mantêm o equilíbrio,
usados para andar e correr*

Sartório (Costureiro) — cruza a frente da coxa da lateral para o lado medial
*Ação — flexiona o quadril e o joelho; por exemplo: quando sentamos
com as pernas cruzadas.*

Semitendinoso (tendão da perna) — desce pelo lado medial da coxa
Ação — estende a coxa, flexiona a perna no joelho

Quadríceps extensor — na parte frontal da coxa
Ação — movimento oposto ao tendão da perna

Oblíquo externo — estende-se lateralmente, para baixo, em
direção ao lado do abdome
Ação — comprime o abdome, gira o tronco

Oblíquo interno — estende-se lateralmente, para baixo, a partir da
frente do abdome
*Ação — comprime o abdome, gira o tronco, trabalha em conjunto
com o oblíquo externo*

Reto do abdome — percorre, para baixo, toda a extensão da frente
do abdome (dividido em quatro seções)
*Ação — um músculo importante para manter a postura, projeta a
parte da frente da pélvis para cima*

Transverso do abdome — percorre lateralmente a frente do abdome
Ação — comprime o abdome

Eretor da espinha dorsal — localizado na área posterior do pescoço, do tórax e do abdome

Ação — alonga a espinha dorsal, mantém o corpo ereto

Grande dorsal — estende-se para baixo nas costas na parte inferior do tórax e na região lombar

Ação — movimenta os ombros para baixo e para trás, aduz e gira o braço, ajuda a erguer o corpo

Conscientização do corpo

Antes de iniciar o programa de Manutenção do Corpo, tente fazer este simples exercício preliminar de conscientização do corpo.

Em pé ou sentado, feche os olhos. Inspire profundamente algumas vezes e, começando pela cabeça, dirija lentamente a atenção para baixo através de todo o seu corpo. Imagine que você está guiando o fluxo de energia através do corpo. Enquanto faz isso, tente visualizar as diferentes partes do seu corpo ao longo do trajeto. Pense nos seus olhos, nas orelhas, na boca, descendo para os ombros, os braços e as mãos. Visualize o seu peito, as costas, o abdome, os quadris, a região da pélvis, as coxas, os joelhos, as pernas, os calcanhares e os pés. À medida que percorre cada região, tente construir uma imagem mental de como você a vê e sente. Passe alguns segundos sintonizando-se com cada parte. Movimente lentamente a cabeça, encolha os ombros. Do mesmo modo, movimente o abdome, o cóccix e os quadris. Ao fazer isso, concentre-se no que está sentindo. Quais as regiões que parecem estar mais aliviadas e relaxadas? Algumas regiões estão tensas e contraídas? Faça isso durante alguns minutos todos os dias. Isso o ajudará a tornar-se mais consciente do seu corpo quando estiver prestes a iniciar os exercícios.

PROGRAMAS DE EXERCÍCIOS E COMO USAR AS FICHAS

Os exercícios que vêm a seguir o ajudarão a tonificar e a fortalecer determinados músculos dos braços, das costas, do abdome, do peito e das pernas. Com o passar do tempo, à medida que o seu corpo se modifica, você também começará a parecer mais alto, mais magro e mais jovem. As 30 fichas que acompanham este livro apresentam uma seleção de exercícios que focalizam a pélvis e os músculos abdominais, as costas, as pernas e a parte superior do corpo. As fichas também apresentam três programas completos, embora rápidos, que você pode adaptar a um dia de muito trabalho. Coloque-as num lugar onde você possa vê-las com facilidade, e recorra a elas sempre que necessite verificar sua postura e o que está fazendo. Cada ficha contém instruções seguras para serem seguidas quando você fizer cada exercício.

Antes de tentar qualquer um dos principais exercícios, comece com os seguintes exercícios essenciais de postura e equilíbrio. É melhor fazer estes exercícios com os pés descalços. Se tiver um espelho — melhor. Dessa maneira, se ficar em pé lateralmente, poderá verificar o que está fazendo e ter a certeza de que o faz corretamente.

POSTURA PERFEITA — COMO PARECER IMEDIATAMENTE MAIS ALTO E MAIS MAGRO

Você não tem certeza de que se mantém em pé da maneira correta? Então fique nessa posição durante alguns minutos todos os dias. Depois de algum tempo, ela irá parecer tão natural que você não vai mais pensar nisso.

1 Fique em pé, com os pés afastados na largura dos quadris. Imagine que está em pé na areia. Seus pés estão relaxados.

2 Imagine que seu peso está bem em cima do meio de cada pé, com os dedos dos pés penetrando suavemente na areia.

3 Feche os olhos e faça um esforço mental para se lembrar dos itens da seguinte lista:

- Não caia para trás, forçando os calcanhares, nem se incline para a frente. Mantenha o peso distribuído uniformemente sobre os pés.
- Deixe os braços penderem naturalmente nas laterais do corpo.
- Deixe as mãos penderem dos ombros, totalmente soltas e relaxadas.
- Não bloqueie os joelhos. Eles devem estar relaxados e não rígidos.
- Mantenha a parte interna das coxas e as nádegas relaxadas.
- Imagine que sua cabeça está parecida com a daqueles cachorrinhos sonolentos que são colocados na parte traseira dos automóveis. Ela não balança de um lado para outro, mas apóia-se diretamente sobre os ombros e agita-se suavemente até ficar numa posição neutra e confortável.
  - Pense nos ossos logo atrás das orelhas. Tente imaginar esses ossos "estirando-se" na direção do teto.
- Contraia o abdome, sem projetar a pélvis para a frente. Imagine um pedaço de barbante ligando seu osso pubiano ao umbigo. Ele fica mais curto à medida que você contrai e encolhe o abdome. Sinta o cóccix descer — como se estivesse sendo empurrado para o chão. Isso irá parecer muito mais fácil se você tiver feito muitos alongamentos para afrouxar a cintura pélvica.
- Mantenha a parte da frente das coxas relaxada.

Agora, todo o seu corpo está corretamente posicionado — você deverá sentir-se como se estivesse flutuando a alguns centímetros acima do solo.

Exercícios para melhorar o equilíbrio

Se você estiver preocupado em não escorregar, em dar um passo em falso ou em não conseguir pegar objetos que forem atirados na sua direção, seu senso de equilíbrio provavelmente está deficiente. O que parece acontecer, à medida que você envelhece ou como resultado de qualquer dano físico, é que você perde o senso de equilíbrio e seus reflexos não estão tão aguçados como na sua juventude. Isso pode causar fortes sensações de insegurança. Talvez você comece a se preocupar mais com a segurança. Todos nós sabemos que o mais simples dos tombos pode ter sérias conseqüências. Isso se reflete no corpo que, como resultado disso, fica mais tenso e contraído. A maneira mais fácil de mudar o que está acontecendo é praticar os exercícios a seguir todos os dias. Em pouco tempo, você começará a se sentir mais ágil e mais confiante no modo como se movimenta.

Para cada um desses exercícios, aplicam-se todas as regras do exercício para a Postura Perfeita (página 35).

EM PÉ, SOBRE UMA ÚNICA PERNA

1 Com os pés descalços, fique em pé sobre ambas as pernas, e imagine que está numa praia com areia macia entre os dedos dos pés. Deixe um pé flutuar acima do solo.

2 Conte dez segundos e, em seguida, troque as pernas. Repita quatro vezes, duas vezes sobre cada perna.

3 Agora faça o mesmo — com os olhos fechados. Assegure-se de que tem alguma coisa em que se segurar, para não cair.

EM PÉ, SOBRE UMA ÚNICA PERNA, EM CIMA DE UMA TOALHA

Faça exatamente a mesma coisa do exercício anterior, desta vez ficando em pé em cima de uma toalha. Isso lhe proporcionará uma superfície ligeiramente mais instável e torna o exercício mais difícil. Mesmo que você não se exercite regularmente, tente fazer esses exercícios todos os dias, principalmente se tiver mais de 45 anos de idade.

CAMINHANDO PARA TRÁS

1 Inicie ficando na posição da Postura Perfeita (página 35) e, com os pés afastados aproximadamente 2,5 centímetros, comece a caminhar para trás. Lentamente, arraste os pés, de modo que eles não se afastem totalmente do chão. A maneira mais fácil de controlar isso é imaginar que está tentando remover um pouco de goma de mascar da sola dos pés.

2 Observe num espelho — mas não olhe para baixo na direção dos pés. Este exercício será muito mais eficaz se você imaginar que está caminhando na areia.

Respiração

A respiração correta é um fator muito importante do Pilates. Lembrando-se de respirar do modo correto, você descobrirá que é muito mais fácil fazer os exercícios. O problema é que a maioria das pessoas não respira de modo suficientemente profundo. A respiração lenta e profunda é muito energizante. Ela assegura a existência de oxigênio suficiente circulando por todo o corpo.

Isso pode parecer óbvio; mas, quando você se exercita, não prenda a respiração. É melhor respirar incorretamente do que não fazê-lo de maneira nenhuma. Pratique o exercício a seguir antes de iniciar qualquer trabalho com o abdome.

EXERCÍCIO BÁSICO DE RESPIRAÇÃO

1 Deite-se de costas numa posição relaxada, descansando a cabeça sobre uma toalha dobrada, com os joelhos flexionados.

2 Coloque uma mão sobre o abdome e, com muita suavidade, inspire pelo nariz. Sinta seus pulmões se encherem com oxigênio e, lentamente, dilate e relaxe o abdome. Expire.

3 Com um dedo no púbis e outro no umbigo, tente diminuir essa distância à medida que expira, e encolha o abdome em direção à coluna vertebral sem forçar a pélvis.

4 Inspire outra vez e sinta que essa distância aumenta levemente.

5 Expire. Imagine que há um pedaço de corda ou de elástico que liga o seu púbis ao umbigo. Sinta-o sendo suavemente acionado para cima e para dentro. Isso fará com que todos os três conjuntos de músculos do abdome trabalhem, inclusive os músculos oblíquos, o que irá contrair a sua cintura.

Assegure-se de que está respirando lenta e profundamente. Uma das principais regras do Pilates é expirar quando estiver prestes a fazer um esforço. Se tiver dúvida, principalmente nos alongamentos — respire naturalmente.

Quando você inspira, seu abdome se expande moderadamente. No entanto, ele não deve se dilatar de modo exagerado. Tente pensar na sua caixa torácica se expandindo gradualmente para os lados, de modo que você não esteja respirando apenas pela garganta para dentro da parte superior do tórax.

Quando iniciar este programa de exercícios e começar a respirar de maneira correta, pode ser que você sinta um pouco de tontura. À medida que for aprendendo a respirar mais profundamente, estará recebendo mais oxigênio, o que pode fazer com que você se sinta tonto.

EXERCÍCIOS ABDOMINAIS E PARA AS COSTAS

As mulheres quase sempre são obcecadas para terem o abdome liso como o dos homens, não levando em consideração as óbvias diferenças físicas. Estes exercícios, combinados com uma alimentação cuidadosa e saudável, irão tonificar e estirar a região do abdome. Eles não farão com que você perca peso, mas tornarão o seu abdome mais liso e com menos gordura.

À medida que as pessoas envelhecem, seu metabolismo se modifica e elas precisam de mais exercícios para queimar a mesma quantidade de calorias. Exercícios, neste caso, significam caminhar em vez de andar de automóvel ou de ônibus, subir escadas em vez de usar o elevador. Se você tiver pouca cintura e comer muito, tenderá a ter um abdome protuberante. É melhor para os seus níveis de açúcar no sangue ingerir pequenas quantidades de comida durante o decorrer do dia. Quanto a isso, seja flexível e não se prive obsessivamente de certos alimentos.

No Pilates, quando você faz seu trabalho abdominal, ao inspirar, seu abdome se expande levemente. Ao expirar, ele se contrai, puxando o umbigo para a espinha dorsal. O corpo tenderá automaticamente a fazer o oposto quando você expira. Inale pelo nariz e exale pela boca. Ao expirar, pense em contrair o umbigo na direção da espinha dorsal sem forçar a pélvis. Se tiver algum problema na pélvis, ou flexores e glúteos rijos, vá para a seção de alongamento da perna, na qual você alonga as nádegas colocando o pé em cima da coxa (páginas 67-9) e faça um ou dois desses alongamentos antes de relaxar a pélvis.

Um abdome forte serve para proteger os órgãos internos e as costas. Quanto mais ereto você esteja, quanto mais equilibrada a sua postura, mais liso o seu abdome parecerá. Quando você mantiver uma postura correta e as costas eretas ao caminhar, estará exercitando o corpo de uma maneira perfeita. No caso de você sentar-se sempre de maneira relaxada e caminhar com os ombros caídos, seu abdome irá ficar saliente. Estes exercícios para o abdome e para as costas servem para condicionar, tonificar e fortalecer. Eles também são benéficos para as pessoas que tenham problemas nas costas, que sofram de ciática e de escoliose. Se você tiver um desses problemas, vai precisar fazer abdominais e trabalhar as costas, mas não tente, inicialmente, nenhum dos exercícios avançados.

É melhor fazer esses exercícios deitado em cima de uma toalha ou de uma esteira apropriada. Quando estiver deitado de costas, poderá colocar uma toalha dobrada sob a cabeça. Isso irá ajudar a fortalecer o pescoço. Se não estiver seguro a esse respeito, tente fazê-lo com e sem uma pequena toalha dobrada, e veja o que é mais confortável.

INCLINAÇÃO PÉLVICA

A inclinação pélvica é um exercício de preparação que serve como aquecimento para as costas. É um bom ponto de partida, seja qual for a parte do programa que você planeje realizar.

1 Deite-se de costas, com os joelhos dobrados e paralelos, afastados mais ou menos na largura dos quadris. Os braços devem ficar colocados nos lados, com as palmas das mãos voltadas para o chão. Isso ajudará a alongar o pescoço.

2 Inspire e depois expire, e lentamente relaxe as costas de encontro ao chão. Ao fazer isso, não pressione as costas com muita força de encontro ao solo, de modo que elas percam a sua curvatura natural. Não deixe que suas costas se arqueiem a ponto de se afastar do chão. Essa é chamada de posição neutra da coluna vertebral, e é ligeiramente diferente para cada pessoa (página 28). De nada vale forçar as costas para baixo. Tente com o máximo empenho não ficar com os músculos das nádegas tensos durante este exercício.

3 Ao expirar, incline lentamente a pélvis para a frente e gire a região lombar afastando-a do chão — uma vértebra de cada vez, à medida que "remove" as costas da esteira (página 30).

4 Inspire, mantendo o pescoço alongado, e muito lentamente gire de volta, expirando. Mantenha os pés relaxados sobre o solo e imagine que os dedos dos pés estão "se estirando" constantemente.

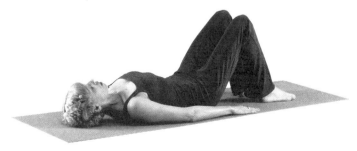

PREPARAÇÃO PARA OS ABDOMINAIS

Esta é uma preparação para os exercícios abdominais. Ela estimulará os músculos do abdome e irá prepará-los para os exercícios mais difíceis.

1 Deite-se na mesma posição do exercício anterior de inclinação pélvica (página 41) — com as costas relaxadas e o pescoço alongado, sem contrair a pélvis para baixo. Pegue uma pequena almofada ou uma toalha dobrada e coloque-a entre as coxas. Respire muito lentamente pelo nariz.

2 Quando expirar, sinta os músculos do abdome sendo puxados para o chão. Imagine-os sendo levantados e contraídos para junto da espinha dorsal. Retenha a respiração e conte até quatro. Aperte a toalha ou a almofada com as coxas. Se quiser, pode colocar os dedos sobre o abdome para que possa sentir os músculos que estão sendo trabalhados.

3 Enquanto inspira pelo nariz, sinta com os dedos o abdome se expandir suavemente.

4 Quando expirar, sinta o abdome se afastar de seus dedos. Perceba o trabalho dos músculos inferiores do abdome. Pense primeiro no trabalho dos músculos transverso e reto do abdome, e depois nos oblíquos. Repita 10 vezes.

Observações

• Não permita que a sua pélvis se erga, distanciando-se do chão. Isso irá "encurtar" o pescoço. Esteja atento para que o seu abdome não "infle". Em vez disso, assegure-se de que, no ponto de relaxamento — quando você inspirar —, o abdome se eleva suavemente. Ao expirar, você deve sentir o abdome se elevar e se contrair, afastando-se do osso púbico.

• A maioria das pessoas normalmente deseja inspirar e contrair os músculos abdominais — isso é um engano. Quando você inspira, torna os músculos levemente mais flexíveis à medida que eles penetram entre os seus dedos. Quando expira, o abdome se afasta de seus dedos. Imagine-os sendo empurrados "para cima e para dentro". Isso irá ajudá-lo a se concentrar nos abdominais inferiores — fortalecendo e tonificando essa região.

TRABALHANDO OS MÚSCULOS ABDOMINAIS INFERIORES

1 Deite-se na mesma posição do exercício de inclinação pélvica (página 41), com os joelhos dobrados. Coloque as mãos nos ossos dos quadris. Isso ajudará a estabilizar a pélvis.

2 Comece com a perna direita. Mantenha a perna esquerda completamente imóvel. Inspire muito lentamente e deixe o joelho direito se afastar lateralmente. Ao expirar, sinta a resistência. Leve a perna de volta para perto da outra — expirando e contraindo o abdome.

3 Troque as pernas. Agora, inspirando, afaste a perna esquerda para o lado. Expire, e traga a perna de volta lentamente. Repita 10 vezes, alternando as pernas a cada vez.

Observações

• Imagine os músculos entre o seu umbigo e o púbis como um leque. Quando você inspira e o joelho se afasta, o leque se abre. Quando você expira, os músculos se contraem e o leque se fecha.

• Não incline a pélvis, e assegure-se de que o lado de apoio permanece estável.

• Não pressione as costas de encontro à esteira.

TRABALHANDO OS MÚSCULOS ABDOMINAIS INFERIORES 2

Esta versão um pouco mais difícil do exercício anterior é muito eficaz.

1 Entrelace as mãos atrás da cabeça (isso evitará que você exerça pressão sobre os músculos do pescoço). Mova-as para cima, por trás da cabeça. Não as deixe escorregar para o pescoço. Mantenha os polegares em cada lado da coluna vertebral.

2 Erga os cotovelos para que possa vê-los pelos cantos dos olhos, sem mover a cabeça. Quando puder ver os cotovelos perifericamente, saberá que seus braços estão na posição correta.

3 Expire muito suavemente e deixe a cabeça e os ombros "flutuarem" afastados da esteira.

4 Mantenha essa posição e repita o exercício anterior. Repita o exercício 10 vezes, cinco vezes de cada lado.

Observação

• Ao erguer a cabeça, o seu foco não deve mudar; assim, você não encolhe o pescoço. Se contrair o pescoço, você poderá inclinar a pélvis. Isso tornará muito difícil trabalhar os músculos abdominais inferiores. Você também poderá colocar pressão na parte inferior das costas e o seu corpo ficará incorretamente alinhado.

ONDULAÇÃO ABDOMINAL BÁSICA

Este exercício deve ser feito exatamente na mesma posição do exercício anterior, embora os joelhos não se separem. Todas as normas anteriores são aplicadas.

1 Erga os cotovelos até que possa vê-los com sua visão periférica.

2 Continue a olhar para o teto e respire lentamente pelo nariz. Relaxe o abdome, mas não o "infle".

3 Quando expirar, eleve ligeiramente a cabeça e os ombros, afastando-os da esteira. Vá apenas até onde puder. Não force o pescoço para manter essa posição.

4 Inspire enquanto volta para baixo mais uma vez.

Observação

• Quando expirar, tente imaginar que um pedaço de corda está ligando o seu osso púbico à caixa torácica. Faça uma pausa até que todos os três grupos de músculos vão "para cima e para dentro", e relaxe.

ALONGAMENTO DE UMA PERNA

Este exercício para o abdome é um simples alongamento de uma perna. Ele é o primeiro exercício realmente coordenado. É um exercício simples e básico — o que não significa dizer que é fácil.

1 Deite-se de costas, com os joelhos dobrados e paralelos, afastados na largura dos quadris. Entrelace as mãos atrás da cabeça. Erga lentamente a cabeça e os ombros da esteira.

2 Enquanto expira, estire a perna direita, erguendo-a até a altura aproximada de quinze centímetros do chão.

3 Inspire, baixando a cabeça e os ombros, e traga a perna direita de volta à posição inicial.

4 Expire, levante a cabeça e os ombros e estire a perna esquerda, erguendo-a a aproximadamente quinze centímetros do chão. Repita 10 vezes, alternando as pernas.

Observações

• Muitas pessoas cometem o erro de expirar antes de se arquear para a frente. Se você fizer isso, não irá obter o mesmo resultado favorável. Você deve expirar enquanto faz o exercício.

• Lembre-se de ficar olhando para o mesmo ponto no teto. Se colocar o queixo de encontro ao peito, poderá provocar tensão no pescoço e não irá conseguir o resultado desejado.

TENTATIVA BÁSICA DE SENTAR-SE A PARTIR DA POSIÇÃO DEITADA

1 Deite-se de costas com as pernas confortavelmente apoiadas numa parede ou com os pés sustentados por uma pessoa amiga. Fique perto ou afastado o suficiente da parede para que o cóccix fique em contato com a esteira. Se suas nádegas estiverem afastadas do chão, você estará muito perto da parede. De modo inverso, se você estiver muito afastado, as pernas parecerão não estar apoiadas.

2 Coloque as mãos atrás da cabeça e erga os cotovelos até poder vê-los com sua visão periférica. Mantenha o pescoço alongado.

3 Muito lentamente, inspire para se preparar. Ao expirar, erga a cabeça e os ombros da esteira, pressionando o abdome em direção à coluna vertebral.

4 Faça uma pausa, inspire e abaixe. Ao expirar e erguer a cabeça e os ombros, o abdome se contrairá; a pélvis não deve se inclinar. O pescoço deve estar alongado, a cabeça imobilizada entre as mãos. Você não deve pressionar o queixo de encontro ao peito. Imagine o esterno e a cabeça como se estivessem flutuando afastados da esteira. Não tente fazer um movimento abrupto para se erguer.

Faça 10 repetições.

Observação

• As mãos devem ficar entrelaçadas atrás do topo do crânio e não colocadas atrás do pescoço.

ALONGAMENTO AVANÇADO DE UMA PERNA

Este é o exercício mais difícil do programa porque é um exercício a ser feito com ambas as pernas afastadas do chão. Se você tiver qualquer traumatismo nas costas, não o realize até que se sinta suficientemente resistente.

1 Deite-se de costas, com os joelhos dobrados e paralelos, afastados mais ou menos na largura dos quadris. Entrelace as mãos atrás da cabeça.

2 Dobre os joelhos na direção do tórax e deixe que o cóccix fique relaxado e inerte. Olhe para o teto e expire. Deixe a cabeça e os ombros "flutuarem" afastados do chão, dependendo de quanta mobilidade você possua. Inspire.

3 Expire e estire uma perna, pressionando seu abdome em direção à coluna vertebral.

4 Inspire e traga a perna de volta.

5 Expire e estire a outra perna.

Faça cinco alongamentos em cada perna. Se quiser, pode relaxar no final e fazer outra série de exercícios. Só leve a perna para baixo até o ponto no qual suas costas não se arqueiem afastando-se do chão. Quanto mais baixa a perna, mais difícil o exercício.

ALONGAMENTOS E LEVANTAMENTOS LATERAIS E EXERCÍCIOS PARA AS COSTAS

Os três primeiros exercícios desta seção são também para o abdome, mas são executados deitado de lado. São denominados alongamentos e levantamentos laterais. São particularmente benéficos para os músculos oblíquos da cintura. Não importa de que lado você se deite para começá-los. Faça todos os exercícios em séries de dez. Os que vêm em seguida são para as costas.

Você não deve ficar ereto se tiver algum problema nas costas que as deixe tensas e doloridas. Qualquer das mínimas alterações que você tente fazer para corrigir a sua maneira de andar, de se sentar ou de ficar em pé só irá criar novos problemas. Exercícios leves e controle são a chave. Se considerar estes exercícios como destinados ao abdome, não estará errado. No entanto, se considerá-los como exercícios para as costas, serão uma série de movimentos agitados que não levarão a nada, exceto, possivelmente, fazer de seus ossos uma "sanfona".

Se for possível, os exercícios para a parte inferior das costas devem ser feitos depois dos exercícios para o abdome. Estes exercícios produzem melhor efeito em conjunto. Você precisa fortalecer o abdome antes de começar a trabalhar as costas, uma vez que os músculos do abdome iniciam o trabalho necessário para desenvolver costas fortes. Todos os exercícios são comandados pelos abdominais.

ALONGAMENTO LATERAL

1 Deite-se de lado, com o braço estirado em alinhamento com o corpo, pousado no chão, com a palma da mão voltada para baixo. Coloque a outra mão no chão, à sua frente, para manter o equilíbrio. Se achar que o seu pescoço não está confortável, coloque uma toalha dobrada entre a orelha e o ombro.

2 Imagine a sua orelha "estirando-se" ao longo do braço, de modo que você fique olhando diretamente para a frente. Os quadris devem ficar imóveis, um sobre o outro, para que a pélvis permaneça firme, não inclinada. É muito comum deixar que o quadril que está por cima mova-se para a frente. Olhe rapidamente para a parte inferior do corpo, sem movimentar a cabeça. Se não conseguir ver os pés, é porque eles estão colocados muito para trás. Se sentir qualquer pressão nas costas, a primeira coisa que deverá fazer é mover os pés mais para a frente.

3 Inspire para se preparar. Expire e erga as pernas até cerca de 10 centímetros do solo. Mantenha os pés levemente arqueados. O seu desejo é fortalecer a parte posterior das pernas. Sinta a energia se espalhando pelos calcanhares enquanto ergue as pernas. Inspire à medida que as abaixa. Repita o exercício 10 vezes de cada lado.

Observações

- Se não puder se manter nessa posição, faça o exercício com as costas encostadas na parede. Poderá então verificar a que distância suas pernas devem ficar para sentir o meio das costas de encontro à parede.
- Estire as pernas o máximo que puder sem forçar os joelhos. Os joelhos devem ficar totalmente estendidos, porém ligeiramente relaxados. Se não tiver certeza de que eles não estão sendo forçados ou alongados, é sempre melhor mantê-los levemente relaxados.

ALONGAMENTO LATERAL 2

Este exercício é simplesmente uma versão mais difícil do anterior — portanto, aplicam-se as mesmas normas. Use uma toalha, se necessário.

1 Relaxe a parte superior do braço e o ombro. Com os pés flexionados, expire e imagine suas pernas flutuando acima do chão. Mantenha essa posição e inspire.

2 Expire e erga a perna que está por cima.

3 Traga a perna de volta, inspire, baixe lentamente ambas as pernas para o chão e relaxe.

Repita 10 vezes de cada lado.

Observações

• É realmente importante para este exercício que você nunca deixe que uma perna fique mais estirada que a outra. Você não deseja que haja um desequilíbrio em sua pélvis.

• A respiração correta é vital. Se você sentir qualquer tensão nas costas, tente fazer o exercício com as pernas mais afastadas para a frente.

LEVANTAMENTO LATERAL

Este exercício é muito difícil e você precisa estar razoavelmente bem condicionado fisicamente para tentar executá-lo. Não tente, se tiver qualquer traumatismo nas costas.

1 Deite-se de lado, com o cotovelo diretamente abaixo do ombro e a palma da mão totalmente apoiada no chão. Mantenha as pernas em linha reta, com os tornozelos cruzados. Será mais fácil se puder colocar os pés de encontro a uma superfície firme — por exemplo: um rodapé ou a parte traseira de um sofá. Isso irá proporcionar um pouco de resistência e o ajudará a se erguer do chão. Todas as mesmas normas a respeito do alinhamento se aplicam ao levantamento lateral. Mantenha o ombro e o cotovelo em alinhamento.

2 Ao expirar, levante o corpo, fazendo pressão para baixo através do braço de apoio. O outro braço deverá ser erguido para formar um ângulo reto como projeção do ombro.

3 Volte à posição inicial e relaxe.

Comece fazendo este exercício quatro vezes de cada lado e, lentamente, aumente para dez. Isso lhe proporcionará uma cintura resistente, forte e, como é esperado, em boa forma.

Observação
- Não deixe que o braço que está no alto oscile para trás do seu corpo. Essa é uma falha comum e poderá fazer com que o corpo se incline para trás.

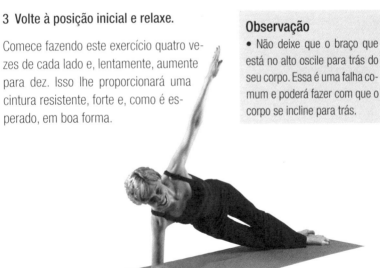

ALONGAMENTO DO GATO

O alongamento do gato é feito apoiado nas mãos e nos joelhos.

1 Forme um quadrado com o seu corpo. Mantenha as mãos abaixo dos ombros, os dedos voltados para a frente, com as mãos afastadas na largura dos ombros. Os joelhos devem ficar afastados na largura dos quadris. Se sentir um pouco de desconforto nos joelhos, dobre uma toalha e coloque-a embaixo deles. Apóie os pés suavemente no chão e não bloqueie seus cotovelos em nenhum momento.

2 Ao expirar, coloque o queixo de encontro ao peito e contraia o abdome em direção à coluna vertebral. Force a parte superior das costas para o alto, tentando não oscilar para a frente e para trás.

3 Ao inspirar, o cóccix deve se elevar em direção ao teto, o peito é pressionado na direção do solo e a cabeça ergue-se suavemente.

4 Expire e volte à posição inicial.

5 Depois de 10 repetições, repouse as nádegas sobre os calcanhares e apenas respire. Essa é a chamada "posição de relaxamento".
Você pode fazer esse relaxamento no final da seqüência dos exercícios para as costas ou no fim de cada um deles.

Observações

• Não bloqueie os cotovelos.

• Não erga a cabeça muito alto, ou poderá provocar tensão no pescoço.

• Ao pressionar o peito para baixo em direção ao solo (quando reverter o exercício), se sentir qualquer compressão na região lombar, tenha certeza de que fez um esforço excessivo.

FORTALECIMENTO DAS COSTAS

1 Deite-se sobre o abdome com os pés relaxados. Seus braços devem ficar voltados para a frente, e apenas um pouco mais afastados do que a largura dos ombros, que devem estar relaxados. Mantenha o pescoço "estirado", olhando para baixo.

2 Continue olhando para baixo enquanto pressiona levemente os quadris em direção ao solo e contraia o abdome.

3 Lentamente, erga a cabeça (mantendo-a independente do corpo), focalizando os olhos no mesmo ponto. Mantenha os pés apoiados no solo.

4 Inspire e, devagar, volte para baixo. Sinta as nádegas contraindo-se levemente. Não as contraia demais — ou estará usando os músculos das nádegas em vez dos músculos do abdome. Ativar os abdominais ajuda a fortalecer as costas e a erguer o seu corpo.

5 Enquanto expira e se ergue, imagine que a coroa da sua cabeça está sendo direcionada para a parede à sua frente. Não erga a cabeça em direção ao teto. O ideal é fazer o mínimo de pressão possível sobre as mãos.

6 Relaxe os dedos e sinta as omoplatas se descontraindo. Relaxe e volte mais uma vez para baixo.

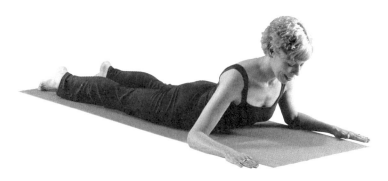

FORTALECIMENTO DAS COSTAS 2

Este exercício é exatamente igual ao anterior para o fortalecimento das costas (página 54), exceto pelo fato de que, desta vez, enquanto você expira e se ergue, suas mãos "flutuam" afastadas do solo.

1 Deite-se sobre o abdome mantendo os pés relaxados.
Seus braços devem ficar voltados para a frente e apenas um pouco mais afastados do que a largura de seus ombros, que devem estar relaxados. Mantenha o pescoço "estirado", olhando para baixo.

2 Continue olhando para baixo enquanto pressiona levemente os quadris em direção ao solo e contrai o abdome.

3 Devagar, erga a cabeça (mantendo-a independente do corpo), focalizando os olhos no mesmo ponto. Mantenha os pés sobre o solo.

4 Inspire e volte para baixo. Sinta as nádegas se contraírem levemente. Não as contraia demais — ou estará usando os músculos das nádegas em vez dos músculos do abdome.
Ativar os abdominais ajuda a fortalecer as costas e a erguer o corpo.

5 Enquanto expira e se ergue, imagine que a coroa da sua cabeça está sendo direcionada para a parede à sua frente. Não erga a cabeça em direção ao teto. Relaxe e volte mais uma vez para baixo.

Observações

• Enquanto você expira e se ergue, deverá colocar os dedos entre o abdome e o chão.

• Sempre que fizer um exercício para as costas, cada vez que expirar o seu estômago se contrai em direção à coluna vertebral (exatamente como nos exercícios abdominais anteriores). Se você se erguer demais e sentir as costas se contraindo, significa que você se excedeu.

ALONGAMENTO DAS COSTAS, ALTERNANDO BRAÇOS E PERNAS

Este exercício trabalha o abdome e as costas.

1 Deitado sobre o abdome, imagine-se na forma aproximada de uma estrela-do-mar. Seus braços ficam ligeiramente mais afastados do que os ombros. Olhe para baixo fitando o solo. Assegure-se de que suas pernas estejam confortavelmente afastadas e viradas levemente para o lado. No entanto, não as force; apenas fique deitado e deixe as pernas relaxar em sua posição normal.

2 Expire. Deixe o braço esquerdo e a perna direita erguidos levemente acima do solo. Sinta o abdome fazendo todo o trabalho.

3 Inspire e abaixe o braço e a perna.

4 Expire enquanto muda de lado. Assegure-se de que seu abdome se contrai e seu cóccix abaixa. Ao respirar, não contraia as nádegas. Mais uma vez, mantenha as pernas retas e os ombros relaxados. Os braços e as pernas devem ficar na mesma altura.

Repita o exercício 10 vezes, alternando os lados.

Observações

• Não contraia o pescoço, não comprima as nádegas nem levante muito o braço e a perna. Não pense que você está "erguendo"; você deve estar "alongando" o braço e a perna. O objetivo deste exercício é fazer um alongamento diagonal que fortaleça e movimente o grande músculo das costas entre a base de um ombro e a parte superior do quadril oposto.

ALONGAMENTO DE BRAÇO E PERNA AJOELHADO

Este exercício ajuda a melhorar o equilíbrio. Se achar que ele é muito difícil no início, você pode começar erguendo apenas um braço ou uma perna.

1 Adote a mesma posição do alongamento do gato (página 53), com a coluna vertebral neutra e o abdome ligeiramente contraído. Imagine a mão de uma pessoa sobre o seu abdome.

2 Expire e levante um pouco o braço direito e a perna esquerda para que fiquem flutuando. Não os erga demais. Para evitar que isso aconteça, coloque alguma coisa, como um rolo de cozinha atravessado na base de sua coluna vertebral. Se você erguer muito o braço e a perna, ele cairá. Mantenha a pélvis em posição neutra para evitar se inclinar para qualquer um dos lados. Fique olhando para o mesmo ponto no chão, para não contrair o pescoço. Relaxe, voltando à posição inicial.

Repita 10 vezes, alternando os braços e as pernas.

O CISNE — EXERCÍCIO AVANÇADO PARA AS COSTAS

Aplicam-se as mesmas normas do alongamento de braço e perna ajoelhado (página 56).

1 Mais uma vez, imagine que é uma pequena estrela-do-mar, deitado de bruços, com os braços e as pernas confortavelmente afastados.

2 Ao expirar, erga ambos os braços e ambas as pernas à mesma altura. Mantenha-se olhando para baixo o tempo todo e contraia o abdome em direção à coluna vertebral até sentir o cóccix baixar.

Observações
• Quando o seu abdome se contrai, sua pélvis relaxa; quando respirar, não contraia as nádegas.
• Mantenha as pernas em linha reta.
• Mantenha os ombros relaxados, o abdome contraído, as pernas e os braços em linha reta. Os braços e as pernas devem ficar na mesma altura.

POSTURA DE RELAXAMENTO — POSIÇÃO FETAL

Faça isso no final da seqüência de exercícios para as costas.

1 Sente-se sobre os calcanhares, mantendo os braços junto ao corpo.

2 Lentamente, pressione a cabeça para perto do peito e curve-se para formar uma pequena "bola", até que sua testa toque o solo.

3 Mantenha-se nessa posição por alguns segundos.

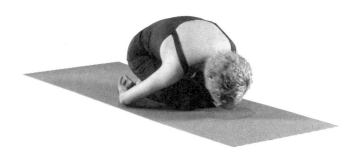

EXERCÍCIOS PARA AS PERNAS

É possível criar massa muscular fazendo exercícios para as pernas se não fizer alongamentos suficientes. Todo mundo quer ter pernas longas, sem gordura e bem torneadas, em vez de pernas retesadas e cheias de nódulos. Há certas partes das pernas, principalmente os músculos quadríceps acima dos joelhos, que ficam maiores devido ao uso excessivo, embora o lado interno das coxas e os tendões das pernas em geral sejam fracos. Muitas pessoas têm os quadríceps muito desenvolvidos e o lado interno das coxas fracos e tensos, mas os tendões das pernas não são fortes.

Os exercícios a seguir ajudam a fortalecer, tonificar e condicionar as pernas e a torná-las mais modeladas. Qualquer um desses exercícios pode ser feito com pesos nos tornozelos, mas não use nada que pese mais de 1 quilo. O que você quer é tonificar e alongar os músculos, não aumentar o seu volume.

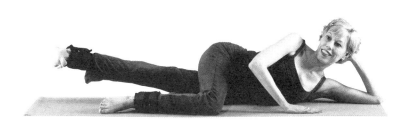

Exercícios para fortalecer as pernas

PARA MELHORAR A PARTE INTERNA DAS COXAS

Este exercício ajudará a revigorar a flacidez do lado interno das coxas (ver foto da página anterior).

1 Deite-se de lado, com a cabeça apoiada na mão ou com o braço totalmente estendido. Se preferir manter o braço estendido, pode ser mais confortável colocar uma toalha entre o braço e a orelha.

2 Coloque a perna que está por cima na frente do corpo. Se achar difícil fazer isso, coloque uma almofada embaixo do joelho. Coloque a outra mão na sua frente. A perna que está por baixo (a que estiver sendo trabalhada) precisa estar levemente virada para a frente, com o pé ligeiramente flexionado. Mais uma vez não force o joelho, mas use os músculos, de modo que a perna fique reta. Se suas pernas não estiverem na posição correta, você estará trabalhando o seu tornozelo e o pé muito mais do que o lado interno da coxa.

3 Expire, erga a perna que está por baixo e mantenha essa posição.

4 Baixe a perna lentamente enquanto inspira. Não erga demais a perna. Imagine a sua perna "se afastando", não se elevando — porque você deseja alongar e fortalecer os músculos, e não ficar com eles contraídos e tensos. Quando você ergue a perna e expira, seu abdome se contrai, do mesmo modo que nos exercícios anteriores para o abdome. A energia vem através do calcanhar, trabalhando a parte interna da coxa.

Repita 10 vezes de cada lado.

Observação

- É importante lembrar que, em todos os exercícios para a perna, o indutor é o abdome. Isso significa que você deve sentir seus músculos abdominais trabalhando. O mesmo se aplica a todos os exercícios para o tronco.

GIROS PARA A PARTE INTERNA DAS COXAS

1 Deite-se de lado, na mesma posição do exercício para melhorar a parte interna das coxas (página 60), com a cabeça apoiada na mão ou com o braço completamente estendido. Coloque a perna que está por cima na frente do corpo. Coloque a outra mão na sua frente. A perna que está por baixo (a que está sendo trabalhada) deve estar ligeiramente direcionada para a frente, com o pé quase em ângulo reto.

2 Lentamente, leve o pé à frente. Expire e erga a perna que está por baixo.

3 Devagar, gire a perna em cada direção. Ao girar a perna, não pense em levantá-la ou descê-la. Pense em girá-la na sua frente, de modo que chegue quase a tocar o solo, como se estivesse girando em torno de uma moeda.

Faça 10 pequenos giros em cada direção com cada perna.

Observação

• O joelho deve ficar ligeiramente levantado, a perna está esticada e você está fazendo círculos sempre para baixo e para longe, nunca para cima.

PARA MELHORAR A PARTE EXTERNA DA COXA

Este exercício trabalha a parte externa das coxas e as nádegas.

1 Deite-se de lado, na mesma posição do exercício para melhorar a parte interna da coxa (página 60), com a cabeça apoiada na mão ou com o braço completamente estendido. Coloque a outra mão na sua frente. Desta vez, a perna que está por baixo fica confortavelmente dobrada à sua frente. A perna que está por cima deve estar reta, flexionada e ligeiramente voltada para a frente. Se você achar que suas costas estão arqueadas, poderá se recostar numa parede.

2 A perna de cima deverá iniciar o exercício à altura do quadril. Expire muito lentamente e erga a perna cerca de 15 centímetros. Não vire os dedos do pé para o teto. Mantenha o pé voltado para a frente, levemente flexionado. Ao expirar e erguer a perna, focalize a atenção na parte externa da coxa e na parte de trás da perna.

Repita 10 vezes de cada lado.

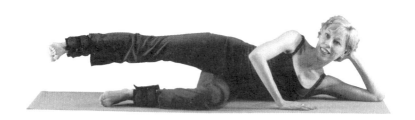

PARTE EXTERNA DAS COXAS E NÁDEGAS

1 Inicie este exercício na mesma posição do exercício para melhorar a parte externa da coxa (página 62). Assegure-se que o calcanhar da perna que fica por cima está alinhado com o seu quadril.

2 Expire muito lentamente e leve a perna para a frente para que ela fique alinhada com o outro joelho.

3 Inspire e erga a perna.

4 Expire, baixe a perna e leve-a de volta à posição inicial.

Este é um exercício que exige muito; portanto, comece com cinco de cada lado e, depois, gradualmente, eleve a freqüência para dez.

Observações

• Quando expirar e levar a perna para a frente, não deixe que ela oscile. Imagine a sua perna como uma "resistência", de modo que o abdome a leve para a frente, para cima, para baixo e para trás, à medida que você fortalece a parte traseira da coxa. Mantenha a perna alinhada com o outro joelho. Os quadris ficam apoiados e seu abdome, contraído.

• Se sentir cãibras nos quadris, este exercício pode não ser adequado para você.

PARTE EXTERNA DAS COXAS E NÁDEGAS 2

1 Na mesma posição do exercício para melhorar a parte externa da coxa (página 62), dobre ambos os joelhos de modo que eles fiquem confortavelmente na sua frente. Flexione suavemente os seus pés.

2 Erga a perna que está por cima, como se estivesse abrindo um leque. Depois, expire muito lentamente e force essa perna para que fique reta.

3 Ao inspirar, dobre um pouco o joelho.

4 Expire e force a perna para que fique reta. Lembre-se: a ênfase não está em dobrar a perna, mas no esforço para que ela fique reta. Se você a dobrar muito, estará trabalhando as panturrilhas, não as nádegas.

Repita 10 vezes de cada lado.

Observação

• Se sentir cãibras, isso indica que os seus músculos estão cansados e é melhor parar.

Os quatro exercícios seguintes devem ser feitos deitado sobre o abdome. Todos eles podem ser realizados com pesos de 1 quilo nos calcanhares.

PARA FORTALECER E TONIFICAR O TENDÃO DA PERNA

1. Deite-se sobre o abdome, com a cabeça confortavelmente relaxada em cima das mãos. Se preferir, mantenha os braços junto ao corpo. Faça o que achar mais confortável. Mantenha os ombros relaxados.

2 Muito lentamente, "contraia" as nádegas. Ao fazer isso, você deve sentir o abdome se contraindo e o cóccix abaixando.

3 Inspirando, dobre a perna direita e flexione o pé.

4 Expire lentamente e volte à posição inicial, mantendo as nádegas contraídas o tempo todo.

Repita 10 vezes; depois alterne as pernas. (A curvatura da perna neste exercício não é importante; ela é apenas uma preparação.)

TONIFICADOR DAS NÁDEGAS

1 Assuma a mesma posição sobre o estômago do exercício anterior para fortalecer e tonificar o tendão da perna. Ou seja, deite-se sobre o estômago, com a cabeça confortavelmente relaxada em cima das mãos ou mantenha os braços junto ao corpo.

2 Com uma perna estirada, os quadris em contato com o chão, o estômago retraído, mantendo o pé relaxado, com as nádegas contraídas, expire muito lentamente e erga a perna. Depois, lentamente, traga-a para baixo. Isso trabalha os músculos glúteos, que estão localizados exatamente abaixo da parte mais saliente das nádegas.

Repita 10 vezes de cada lado.

TONIFICADOR DAS NÁDEGAS 2

1 Deite-se sobre o abdome, com a cabeça confortavelmente relaxada, apoiada em suas mãos, ou mantenha os braços junto ao corpo.

2 Com uma perna estirada, os quadris abaixados e o abdome contraído, desta vez, dobre a perna e flexione o pé enquanto a ergue, expirando muito lentamente. Depois, pressione a perna para o alto e traga-a para baixo.

Repita 10 vezes com uma perna e depois com a outra.

TONIFICADOR DAS NÁDEGAS 3

Este é o último exercício da seqüência. Aplicam-se as mesmas normas dos anteriores.

1 Deite-se sobre o abdome, com a cabeça confortavelmente relaxada, apoiada nas mãos, ou mantenha os braços junto ao corpo.

2 Com uma perna estirada, os quadris abaixados e o abdome contraído, mas desta vez dobre a perna e flexione o pé enquanto o ergue, expirando muito lentamente. Depois, force a perna na direção do teto e abaixe-a.

Repita 10 vezes com uma perna e depois com a outra.

Observações

• Em nenhum momento de qualquer dos últimos três exercícios o seu osso ilíaco deverá se afastar da esteira.

• Se sentir suas costas se arqueando, coloque uma toalha enrolada embaixo do abdome.

Alongamentos da perna

É vital que você faça alongamentos da perna depois de ter feito qualquer trabalho para fortalecê-la. Eles são particularmente importantes se você tiver qualquer problema nas costas. Se estiver com as costas tensas, deve estar com as pernas tensas. Às vezes, é difícil saber o que vem primeiro — dores nas costas e tendões das pernas tensos, ou tendões das pernas tensos que causam dores nas costas. Se você tiver problemas nas costas, provavelmente tem também uma assimetria pélvica, que é causada geralmente por músculos glúteos, flexores dos quadris e quadríceps demasiado tensos, motivo pelo qual a sua pélvis não está na posição correta. Se você puder colocar o seu corpo na posição correta, irá se sentir muito mais confortável e evitará muitos problemas.

Mantenha todos os alongamentos durante 30 segundos.

ALONGAMENTO DAS COSTAS, QUADRIS E GLÚTEOS

1 Deite-se de costas. Se achar mais confortável, coloque uma toalha embaixo da cabeça.

2 Cruze os joelhos e, depois, segure os tornozelos.

3 Muito lentamente, puxe os tornozelos na direção das nádegas. Faça isso durante 30 segundos com a perna esquerda por cima; depois, 30 segundos com a perna direita por cima.

Repita quatro vezes no total.

> ### Observações
> • Não deixe suas nádegas se erguerem; elas devem ficar apoiadas no chão.
> • Não segure os pés, segure os tornozelos.

ALONGAMENTO DAS COSTAS, QUADRIS E GLÚTEOS 2

Esta é uma versão um pouco mais avançada do exercício de alongamento glúteo anterior (página 67). Ela irá ajudá-lo a relaxar os quadris.

1 Deitado de costas com as pernas dobradas (com os pés para cima). Cruze muito lentamente o tornozelo direito sobre o joelho esquerdo (pés para cima). Assegure-se de que é o tornozelo, e não os dedos do pé que estão colocados por cima do joelho.

2 Lentamente, mantendo o joelho desdobrado, dobre a perna esquerda em direção ao peito e sinta um alongamento na perna direita. Lembre-se: você deve sentir o alongamento apenas na perna que está trabalhando.

3 Permaneça nessa posição por 30 segundos; troque as pernas e repita quatro vezes.

Observação

• Em ambos os exercícios de alongamento dos glúteos, se sentir uma pressão nas costas, pare. Isso significa que você está trabalhando as pernas de maneira muito forte.

ALONGAMENTO DO QUADRÍCEPS (AVANÇADO)

Este exercício irá alongar os músculos quadríceps localizados na parte frontal das coxas. Mantenha todos os alongamentos por 30 segundos.

1 Ajoelhe-se sobre a perna direita. Estenda a perna esquerda para a frente com o joelho dobrado e diretamente acima do tornozelo.

2 Segure o pé que está atrás com ambas as mãos, dobre o joelho e puxe o pé na direção das nádegas. Mantenha o abdome contraído e não arqueie as costas.

3 Permaneça nessa posição por 30 segundos.

Repita quatro vezes, alternando as pernas.

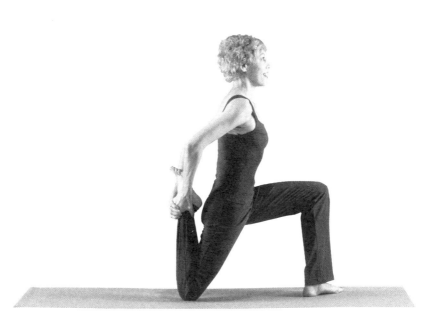

ALONGAMENTO DA PANTURRILHA, DEITADO

1 Deite-se de costas; depois, dobre os joelhos em direção ao peito.

2 Coloque a mão atrás da panturrilha da perna que você está trabalhando e estire-a em direção ao teto. Mantenha o pé flexionado.

3 Permaneça nessa posição por 30 segundos.

Repita quatro vezes, alternando as pernas.

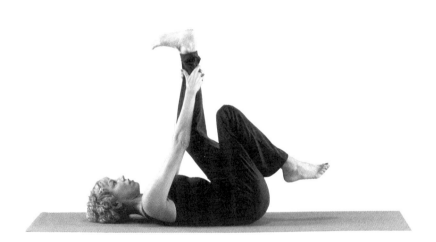

ALONGAMENTO DA PANTURRILHA, EM PÉ

1 Fique em pé com o corpo ereto.

2 Dê um passo à frente com a perna direita, dobre levemente o joelho e sinta o alongamento da parte traseira da perna. Mantenha o calcanhar da perna de trás em contato com o solo. Não se mova.

3 Permaneça nessa posição por 30 segundos.

Repita quatro vezes, alternando as pernas.

ALONGAMENTO DO TENDÃO DA PERNA, EM PÉ

1 Apóie o pé (levemente flexionado) em cima de uma cadeira e estire a perna. Mantenha a perna que está apoiada no chão levemente curvada e o abdome contraído. O pescoço e os ombros devem estar relaxados. Os quadris, firmes.

2 Deslize as mãos para baixo em direção ao pé. Você pode sentir o alongamento do músculo entre o joelho e o quadril.

3 Mantenha essa posição por 30 segundos.

Repita quatro vezes, alternando as pernas.

ALONGAMENTO DO TENDÃO DA PERNA, DEITADO

Para fazer este exercício, a maioria das pessoas precisa colocar uma toalha embaixo da cabeça.

1 Deite-se sobre uma esteira ou uma toalha.

2 Comece com os dois pés apoiados no chão, com igual pressão sobre ambos. Os braços devem ficar junto ao corpo e a pélvis em posição neutra.

3 Dobre o joelho esquerdo muito levemente em direção ao peito. Segure a parte posterior da coxa com a mão direita.

4 Segure a parte posterior da panturrilha com a mão esquerda e desdobre a perna, estirando-a com o pé flexionado, e puxe-a vagarosa e cuidadosamente para si. Se não puder fazer isso, pegue uma toalha, coloque-a ao redor da panturrilha e puxe a perna na sua direção, mantendo o pescoço e os ombros relaxados.

Faça o exercício com a perna esquerda, depois com a direita e repita pelo menos duas vezes com cada uma, mantendo a posição por 30 segundos.

Observação

• Não puxe a perna de modo a afastar as nádegas do chão, porque sua pélvis irá se projetar para a frente. Você deve flexionar o pé sem retesá-lo excessivamente e, lentamente, endireitar o joelho. É mais importante manter o joelho sem dobrar do que trazer a perna para junto de si.

ALONGAMENTO DA PARTE INTERNA DA COXA

Se achar este exercício difícil, comece sentando-se numa almofada.

1 Sente-se no chão, com as solas dos pés juntas e o abdome contraído. Mantenha os tornozelos juntos.

2 Lentamente, abaixe o queixo na direção do peito, relaxe os ombros e deixe que os joelhos caiam para os lados.

3 Mantenha a posição por 30 segundos.

Repita quatro vezes.

ALONGAMENTO AVANÇADO DA PARTE INTERNA DA COXA

1 Deite-se de costas, com as pernas erguidas de encontro a uma parede.

2 Deixe que suas pernas se afastem lateralmente tanto quanto possa suportar. Assegure-se de que seu abdome está contraído e seu cóccix encostado no chão. Se sentir alguma dor, pare.

3 Mantenha a posição por 30 segundos. Leve as pernas de volta à posição inicial.

Repita quatro vezes.

EXERCÍCIO PARA O FLEXOR DO QUADRIL E PARA A PARTE FRONTAL DA COXA

Este exercício alonga a parte frontal da sua coxa e o músculo quadríceps.

1 Ajoelhando-se numa posição de estocada (na esgrima) e apoiando-se numa cadeira para estabilizar o peso, coloque um pé à sua frente com o joelho dobrado. O joelho deve estar exatamente acima do tornozelo. Se o pé estiver atrás do joelho, poderá forçar o joelho. Você também deve colocar os dedos do pé apontando diretamente para a frente ou na posição de "10 para as duas" (imagine os pés como os ponteiros de um relógio). Faça o que achar mais confortável. Dependendo do modo que a sua perna curvada está alinhada, a posição mais confortável pode variar.

2 Ajoelhando-se sobre a outra perna, com o pé para trás, contraia muito lentamente o abdome. Pressione os quadris para a frente e sinta um alongamento na parte frontal da coxa. Em nenhum momento arqueie as costas. O abdome deve ficar contraído, os ombros relaxados — imagine que alguém tem uma mão sobre o seu abdome, empurrando-o levemente para dentro, e a outra mão em suas nádegas, que estão sendo empurradas levemente para a frente para estabilizar sua coluna vertebral.

Repita o exercício duas vezes de cada lado, alternando as pernas.

Nota

Se achar este exercício confortável, você pode continuar a fazê-lo retirando as mãos da cadeira, colocando-as sobre o joelho e fazendo lentamente mais de uma inclinação para conseguir um alongamento mais forte, mas não à custa de arquear as costas, forçando o joelho ou deixando o seu abdome ficar saliente.

Observação

• Não se ajoelhe sobre uma superfície áspera porque você pode ferir o joelho. Nos exercícios que envolvem os joelhos, se sentir alguma dor em algum momento, pare. Dor no joelho não é um bom sinal em nenhum exercício.

PARTE SUPERIOR DO CORPO

De acordo com a minha experiência como instrutor de Pilates, todas as mulheres almejam ter belas costas, ombros deslumbrantes, braços e tríceps encantadores. Os exercícios a seguir irão modelar suas costas, seus braços, ombros e peito.

A coluna vertebral é a estrutura central do corpo. Os músculos das costas tensos ou fracos irão, conseqüentemente, causar problemas. Tomar medidas para fortalecer as costas da pessoa é uma garantia para o futuro. Costas e coluna vertebral fortes caminham de mãos dadas para mostrar uma pessoa com uma bela postura e segura de si mesma.

Você pode fazer diferentes séries de exercícios quando o seu corpo estiver preparado para isso e acompanhá-los com alongamentos, que são absolutamente essenciais depois de trabalhar a parte superior do corpo. Os alongamentos adequados irão evitar que você tenha ombros volumosos e músculos tensos.

Uma combinação pode ser de flexões e agachamento, que depois serão repetidos. Uma alternativa poderá ser uma "rosca" com os bíceps e uma pressão no tríceps, repetidas posteriormente.

FLEXÕES

Este exercício é uma pequena variação da flexão que uso na minha academia.

1 Apoiando-se nas mãos e nos joelhos, forme um quadrado com o corpo. Não se ajoelhe sobre superfícies ásperas — use uma toalha ou uma esteira para exercícios. Seus joelhos devem ficar embaixo dos quadris e as mãos embaixo dos ombros. Cruze uma mão sobre a outra. Assegure-se de que o pescoço está em linha reta e que as costas não estão arqueadas. Contraia o abdome. Não bloqueie os cotovelos.

2 Muito lentamente, usando todo o corpo, incline-se levemente para a frente dobrando os braços. Não arqueie as costas. É muito comum, quando se fica na posição de flexões, deixar que a cabeça baixe. No entanto, tente manter a cabeça numa posição neutra, nem para a frente nem para trás.

3 Faça seis flexões com a mão direita por cima; depois, com a esquerda. Faça de 10 a 12 flexões com cada mão por cima. Muito lentamente, inspire, enquanto dobra os braços, levando o peito para baixo. Expire, enquanto se movimenta na direção contrária.

Nota
Se possível, faça as flexões na frente de um espelho. Quando levar o corpo para baixo, sua cabeça não deve baixar nem seu queixo ficar saliente. Ao começar, você sentirá seu peso se deslocando levemente para a frente e para trás. Tente estabilizá-lo sobre os braços para conseguir mais resistência na parte superior das costas e nos músculos tríceps e bíceps localizados nos braços.

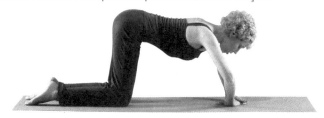

AGACHAMENTOS

1 Usando uma cadeira encostada a uma parede como apoio, fique em pé com as costas voltadas para a cadeira.

2 Dobre os joelhos e apóie a base das palmas das mãos no assento da cadeira atrás de você. Mantenha as mãos suficientemente afastadas para que seus ombros não fiquem comprimidos. Os dedos das mãos devem ficar voltados para a frente. Os joelhos devem ficar diretamente acima dos calcanhares. Se não estiverem, você estará usando as coxas em vez da parte de trás de seus braços.

3 Ao inspirar, dobre os braços; ao expirar, estire os braços. Assegure-se de que, ao se abaixar, você não está deslocando as nádegas para baixo da borda da cadeira, escorregando para a frente, o que o corpo automaticamente tende a fazer, e concentrando o esforço na parte da frente das coxas.

Inicialmente, talvez você só possa fazer oito repetições deste exercício; aos poucos, aumente-as até 25.

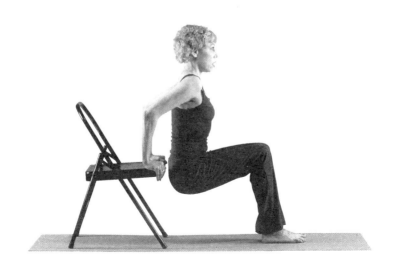

"ROSCA" PARA O BÍCEPS

1 Fique em pé. Com um peso de 2 quilos em cada mão, inspire e então dobre um dos braços elevando-o até o nível do ombro.

2 Expire e estire o braço para o nível da cintura. Tente não oscilar durante o exercício.

Repita de 10 a 15 vezes, alternando os braços.

PARA ATIVAR O TRÍCEPS

1 Usando uma cadeira resistente, forme um quadrado com o seu corpo, colocando a mão e o joelho esquerdos sobre a cadeira e mantendo a perna direita estirada apoiada no chão. Conserve o pescoço alinhado com o resto do corpo.

2 Segurando um haltere na mão direita, erga o braço para trás, o mais alto que puder, mantendo o cotovelo dobrado em ângulo reto, sem curvar o corpo. Expire enquanto estira o braço que está atrás. Pare.

3 Dobre o braço novamente.

Repita de 10 a 15 vezes em cada braço. Você pode fazer uma segunda série deste exercício.

EXERCÍCIO PARA O GRANDE DORSAL

1 Assuma a mesma posição do exercício para ativar o tríceps (página 78), ou seja, voltado de frente para uma cadeira resistente, forme um quadrado com o seu corpo. Coloque sua mão e joelho esquerdos em cima da cadeira, mantendo a perna direita reta no chão. Conserve o pescoço em linha com o resto do corpo. Aplicam-se aqui as mesmas regras.

2 Desta vez, você está usando o braço para se deslocar para cima e para baixo. Ao "se deslocar", sinta os músculos dorsais fazendo todo o trabalho — imagine que está arrancando ervas daninhas.

Repita de 10 a 15 vezes sobre cada braço. Você pode fazer uma segunda série.

ALONGAMENTO DO OMBRO

Este alongamento pode ser feito sentado ou em pé.

1 Cruze um braço sobre o outro, com as palmas das mãos voltadas na sua direção, e entrelace os dedos das mãos.

2 Lentamente, eleve os cotovelos em direção ao teto e sinta os ombros se alongando. À medida que pressiona os braços para o alto, tente manter os ombros abaixados. Mantenha os cotovelos alinhados com os ombros.

3 Mantenha a posição por 10 segundos e depois relaxe.

Repita 4 vezes, alternando os braços.

Observação

• Se sentir cãibra ou desconforto nos ombros ou braços, é sinal de que ainda não tem flexibilidade suficiente para fazer este exercício.

Exercícios para os braços

Os exercícios a seguir serão realizados deitado de costas. Você deverá fazê-los depois de ter trabalhado a parte superior do corpo. Eles irão ajudar a manter a flexibilidade de seus ombros. Coloque uma toalha embaixo da cabeça, se achar mais confortável.

Durante todos estes exercícios, lembre-se de manter as costas numa posição neutra; não deixe que suas costelas se ergam. Mantenha os pés afastados na largura dos quadris, os joelhos dobrados, sem nenhuma tensão na região lombar.

ABERTURA DOS BRAÇOS

1 Deite-se de costas e levante os braços acima do tórax. Seus joelhos devem estar dobrados, com os pés afastados e apoiados horizontalmente no chão.

2 Imagine que você é uma tulipa e, quando expirar, seus braços se abrem lentamente.

3 Quando inspirar, leve os braços juntos de volta. Mantenha a curva dos cotovelos. Repita 10 vezes, abrindo e fechando os braços.

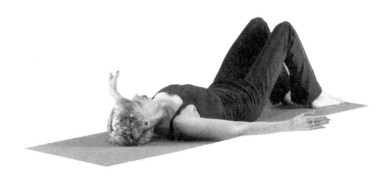

NADO DE COSTAS

1 Deite-se de costas. Seus joelhos devem estar dobrados, com os pés apoiados no chão. Coloque os braços acima do peito. As palmas das mãos ficam voltadas para a parede à sua frente. Mantenha os ombros relaxados.

2 Expirando, abaixe simultaneamente um braço para a frente e o outro para trás.

3 Inspire e inverta os braços. Imagine que está praticando o nado de costas.

Repita 20 vezes, 10 de cada lado.

CÍRCULOS COM OS BRAÇOS

1 Deite-se de costas e eleve os braços acima do peito. Seus joelhos devem estar dobrados, com os pés apoiados no chão.

2 Com os braços estirados acima do peito, expire e faça um círculo com eles, de modo que suas mãos toquem totalmente o chão atrás de você.

3 Traga os braços de volta e estire-os na direção dos quadris.

Repita 10 círculos numa direção e 10 na outra.

ALONGAMENTO DO OMBRO

1 Deite-se de costas. Os joelhos devem ficar dobrados, com os pés apoiados no chão. Mantenha os ombros relaxados.

2 Coloque suavemente uma mão sobre a outra, de modo a formar um losango com os cotovelos.

3 Ao expirar, leve os braços para trás, para além das orelhas, em direção ao chão, o máximo que puder sem levantar as costas.

Repita 10 vezes, alternando a mão que está por cima.

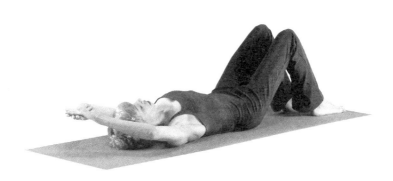

DOBRAR E DESDOBRAR O CORPO ENCOSTADO NA PAREDE

Esta é uma ótima maneira de relaxar no final de qualquer programa de exercícios; mas, se você tiver algum problema nas costas, não a utilize.

1 Fique em pé e recoste-se a uma parede. Lembre-se de manter sempre os joelhos dobrados; do contrário, correrá o risco de forçar as costas.

2 Expire e, muito lentamente, abaixe o queixo em direção ao peito. Será de grande ajuda se você fizer a contagem enquanto faz o exercício. Comece a dobrar as costas, tão suavemente quanto possível. Até chegar a oito, na sua contagem, os ombros deverão estar completamente afastados da parede. Se suas pernas começarem a tremer, dobre os joelhos um pouco mais. Dobre as costas tanto quanto possível, e conte de 10 a 20 segundos. Seus braços devem ficar pendendo livremente ao lado, como os de uma marionete.

3 Suavemente, movimente a cabeça de um lado para outro.

4 Faça uma pausa e tente desdobrar o corpo lentamente.

Repita quatro vezes, duas dobrando o corpo e duas desdobrando.

Observação
- Se estiver com a pressão sangüínea baixa, não faça este exercício ou poderá desmaiar.

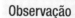

PROGRAMAS RÁPIDOS PARA UM DIA DE MUITO TRABALHO

O estilo de vida pode criar uma contradição. Isto é, podemos ir do extremo de "morar" numa academia de ginástica a uma total abstinência de qualquer tipo de exercício, sob a alegação mais comum de falta de tempo. Venho tentando lidar com esse problema criando os exercícios a seguir para os dias de muito trabalho, tornando mais fácil implementar a atividade durante o tempo livre.

Dividi os exercícios em três programas: Energização Matinal, Conscientização da Postura no Trabalho; Intervalo do Meio-dia. Há uma série de fichas para cada um desses programas; portanto, você pode tê-los à mão sempre que estiver disponível para fazê-los.

PROGRAMA 1: ENERGIZAÇÃO MATINAL

Acredita-se que dormir nos revigora; é nessa ocasião que o corpo se regenera. A despeito de seus óbvios usos terapêuticos, algumas pessoas não dormem muito bem. Elas podem ter um sono inquieto ou deitarem-se em posições desconfortáveis.

Quase sempre as pessoas despertam sentindo-se apáticas, tontas e tensas. Os seis exercícios deste programa têm como objetivo a flexibilidade e a recuperação, e irão possibilitar que você comece o dia com uma disposição mental positiva. A realização destes exercícios leves e estimulantes no início do dia irá restabelecer alguns dos ajustes internos do corpo. Eles também despertarão você totalmente, estimulando-o e ativando suas articulações. Eles também desencadeiam a sensação de posicionamento correto — de estar em pé ereto, sentindo-se equilibrado e confiante. Todos os exercícios deste programa devem ser feitos aproximadamente 10 vezes.

Toalha ou esteira para exercícios

Em todos os exercícios que envolvem deitar no chão, recomenda-se que a pessoa use uma esteira para exercícios; mas uma toalha de banho grande também servirá. Não faça esses exercícios sobre assoalhos de madeira apenas com uma toalha. No entanto, uma toalha de banho colocada em cima de um tapete poderá proporcionar proteção suficiente para sua coluna vertebral.

Concentrando-se na flexibilidade e no relaxamento, este programa de alongamento de 10 minutos pela manhã tem como objetivo relaxar a parte inferior da coluna e os quadris, e, gradualmente, reduzir a tensão sobre a parte superior do corpo. A coluna vertebral, o tronco, a região lombar e os músculos da parte de trás de suas pernas serão relaxados. Um movimento baseado no Pilates clássico desobstrui a coluna e diminui a pressão entre seus discos intervertebrais. Rotações dos quadris lubrificarão os quadris. Os exercícios para os braços desobstruirão sua cintura escapular e começarão a fazer com que você se concentre na respiração. Finalmente, há um alongamento lateral feito com uma toalha para alongar e desobstruí-lo totalmente. A Energização Matinal deverá fazer com que você se sinta relaxado fisicamente e espiritualmente desperto.

ROLAR COMO UMA BOLA

Este exercício pode parecer difícil; esforce-se para praticá-lo. Muitas pessoas não têm muita flexibilidade na coluna vertebral; assim, você pode ter algum problema para rolar para trás. Se for esse o caso, volte para a posição inicial e role novamente. Rolar como uma bola é o exercício que faço antes de me exercitar.

1 Sente-se, segurando a parte frontal das pernas, com os joelhos dobrados.

2 Abaixe a cabeça em direção às pernas, dobrando o corpo para que pareça uma bola. Expirando, role para trás.

3 Inspirando, role para a posição sentada.

Repita todo o exercício 10 vezes.

Observação

• Tente manter os calcanhares perto das nádegas durante todo o exercício e relaxe os ombros. Quando respirar e rolar para trás, contraia o estômago. Não force demais o pescoço ao fazer este exercício.

EXERCÍCIO PARA A MOBILIDADE DOS QUADRIS

À medida que envelhecemos, os quadris ficam mais rígidos e há menos articulação na concavidade da bacia.

1 Deite-se sobre uma grande toalha ou numa esteira para exercícios. Mantenha os pés juntos e segure exatamente abaixo dos joelhos. Se se sentir desconfortável, coloque uma toalha embaixo da cabeça. O corpo deve ficar imóvel; a cabeça, em repouso.

2 Segurando abaixo dos joelhos, mantendo os dedos dos pés juntos, gire os quadris 10 vezes numa direção e 10 vezes na outra, para "desenferrujar" os quadris.

3 Mantendo os dedos dos pés juntos, comece com os joelhos separados. À medida que respira normalmente, aproxime-os do peito; depois, afaste-os e vire-se de lado, não importa para qual lado o faça. Este exercício também ajuda a aquecer a região lombar da coluna vertebral e toda a região pélvica. Você poderá sentir um leve alongamento na parte interna das coxas, se elas estiverem rijas. Não force essa sensação de alongamento. Apenas sinta a restauração da capacidade de movimento das articulações. Você está fazendo com que o sangue flua através dos quadris e liberando a tensão da pélvis. Mantenha os joelhos acima dos quadris. As pernas não devem ficar contraídas e afastadas do corpo. O cóccix fica sempre em repouso, apoiado na esteira ou toalha.

Observação

- Segure na parte frontal das pernas e nas coxas, nunca nos joelhos.

ALONGAMENTO PARA ESTIMULAR TODO O CORPO

Você sentirá este alongamento na parte de trás e nos tendões das pernas, nos músculos das panturrilhas, nos pés e nos ombros, e talvez também no abdome. Você pode fazer este exercício com as mãos cruzadas ou com os dedos entrelaçados.

1 Deite-se de costas com uma toalha atrás da cabeça. Flexione os pés — com os dedos direcionados para os joelhos. Mantenha as mãos juntas (os dedos entrelaçados).

2 Ao inspirar, dobre os cotovelos de modo que as mãos cheguem quase a tocar o topo da cabeça.

3 Ao expirar, estire os dedos, as mãos e os braços para o mais longe que puder; flexione os pés e alongue-os em direção ao outro lado da sala.

4 Inspire, dobre os cotovelos, relaxe, expire e alongue.

Repita o exercício aproximadamente 10 vezes.

Nota

Você pode fazer este exercício com as mãos cruzadas ou com os dedos entrelaçados. Inspire, expire e alongue. Quando você expirar e alongar, os ombros se erguem na direção das orelhas. Quando você inspirar, relaxe os ombros e deixe-os voltar à posição normal. As mãos se erguem para a coroa da cabeça ou a testa, as pernas relaxam. Quando você expirar, os dedos e as mãos se separam, os ombros se erguem e os pés se alongam na direção do outro lado do aposento. O corpo está alongado e energizado.

Aquecimentos para os ombros e as costas

Os dois exercícios seguintes do programa dizem respeito à percepção da postura. Nesse momento, não fique em pé em cima de uma toalha, a menos que se sinta muito seguro. É melhor fazer este exercício com os pés descalços, para que você possa sentir o contato com o chão. Este exercício tem como objetivo a coordenação, quando ambos os braços trabalham de maneira rítmica, alternando-se.

OMBROS E COSTAS 1

1 Fique em pé, com os pés afastados na largura dos quadris. Assegure-se de que o peso esteja distribuído igualmente sobre os seus pés; procure não se inclinar para a frente nem para trás. Relaxe e estire os dedos dos pés, como se estivessem afundando na areia. Quando você está em pé na posição correta, o abdome fica ligeiramente contraído, o osso ilíaco abaixado e a pélvis em posição neutra.

2 Comece com os braços naturalmente relaxados ao lado do corpo. Eles não se dobram para trás; pendem livremente, com o dedo médio apontando para baixo, no lado exterior da coxa, totalmente estirados. Nessa posição, as mãos ficam exatamente à sua frente. Os ombros ficam relaxados e a cabeça numa posição neutra. Não deixe que sua cabeça se incline para a frente ou para trás. Ela deve ficar imóvel acima dos ombros. Imagine a sua cabeça como uma flor na ponta do caule de uma planta. A cabeça está ali pousada suavemente. Os joelhos estão relaxados.

3 Enquanto expira, aponte um braço para o alto, e force moderadamente o outro em direção à parede às suas costas, sem mudar a posição dos pés, da pélvis, da parte superior das costas ou do pescoço. Se perceber essa mudança, estará fazendo o movimento de um modo muito além da sua flexibilidade inicial.

Faça este exercício 10 vezes (cinco de cada lado), ou 20 vezes (10 de cada lado), alternando os braços.

OMBROS E COSTAS 2

Este exercício tem como objetivo a mesma região do exercício anterior. Ele diz respeito à coordenação: os dois braços começam e terminam na mesma posição. Não permita que um dos braços comece antes do outro.

1 Adote a mesma posição inicial do exercício para Ombros e Costas 1 (página 89). Comece com o mesmo alinhamento de postura, sem juntar os pés nem contrair as nádegas — tudo deve estar relaxado e firme. Coloque os braços na posição normal e leve-os à sua frente, com as pontas dos dedos mínimos se tocando.

2 Ao expirar, eleve os braços e direcione-os para os cantos do aposento. Os braços devem permanecer retos durante todo o tempo. Inspire, expire; então, eleve os braços na direção dos cantos do aposento.

Nota

Depois de ter feito este exercício 10 vezes, você pode fazê-lo na diagonal. Você eleva os braços, gira lentamente e a cabeça acompanha. Você sentirá um suave alongamento de lado a lado do peito e nos ombros.

Observação

• Ao fazer qualquer exercício com os braços, nunca imobilize os cotovelos. As articulações devem se conservar na posição correta: os ombros, os cotovelos, os pulsos, todos os dedos — não dobre o pulso.

ALONGAMENTO DA CINTURA

1 Fique na mesma posição do exercício para Ombros e Costas 1 (página 89), com os pés afastados na largura dos quadris. Segure uma toalha no espaço que separa os ombros.

2 Expire e dobre o tronco para um lado.

3 Inspire, endireite o corpo; expire e dobre o tronco para o outro lado. Não erga demais os ombros, e alongue apenas até onde puder sem reduzir a parte lateral inferior do seu tronco.

Repita mais ou menos 10 vezes de cada lado.

Observações

• Seu peso deve estar igualmente distribuído sobre ambos os pés. Se você fizer um alongamento além do aconselhável, sentirá um pé levantando-se do chão. O peso deve estar sobre os segundos dedos dos pés, como em todos os exercícios feitos em pé. Os quadris não devem se movimentar muito porque este é um alongamento para a cintura. Expire quando fizer o alongamento, inspire quando estiver na posição inicial e expire quando mudar de posição.

• O alongamento da cintura está relacionado com o centro de força. Você usa os músculos do abdome para estabilizar a pélvis e a coluna vertebral durante um suave alongamento da cintura; o corpo não deve balançar de um lado para outro. Mantenha o peso igualmente distribuído sobre ambos os pés durante o exercício, e não deixe que seu corpo se incline para qualquer dos lados.

PROGRAMA 2: CONSCIENTIZAÇÃO DA POSTURA NO TRABALHO

Com os exercícios deste programa, você irá elevar ao máximo os níveis de postura e energia nas condições ambientais desfavoráveis. Irá aprender a sentar-se e a ficar em pé corretamente durante todo o dia. Novos hábitos serão adquiridos e, uma vez assumidos, será difícil desfazer-se deles. Seu corpo irá se sentir fortalecido e bem equilibrado, liberando-o para ficar mentalmente ativo.

Geralmente as pessoas sentam-se de maneira incorreta.

Elas sentam-se sobre os quadris. As pessoas geralmente não são tão ativas quanto deveriam ser, por causa das limitações da vida diária. Estes exercícios o levarão de volta aos requisitos fundamentais, recriando a sua maneira de se sentar. A ênfase destes exercícios não está nos movimentos complicados e sim na visualização.

Você deverá sentar-se à sua mesa de trabalho com a cadeira no nível certo, com os pés colocados totalmente esticados no chão, e também sem nenhuma pressão sobre ambos os pés. A parte inferior das costas deverá estar apoiada na cadeira; a parte superior, afastada do encosto sem nenhuma tensão. Um alongamento dos ombros também deve ser incluído neste programa, o que relaxará a tensão dos ombros. Depois, você deverá respirar para dentro do abdome e, na exalação, contraí-lo em direção das costas da cadeira, concentrando-se em sentir essa atividade de fortalecimento interno à medida que você fica mais ereto e confiante.

SENTAR-SE DE MANEIRA ADEQUADA E RESPIRAR CORRETAMENTE

1 Sente-se com as costas apoiadas numa cadeira. Seu osso ilíaco está em repouso e ambos os pés estão apoiados horizontalmente no chão.

2 Imagine que você está em contato, a partir do seu centro, com o chão, que está diretamente abaixo, através de seus pés. Você vai canalizar as energias do seu centro através do chakra da coroa. Assegure-se de que os ombros estão relaxados; os braços estão relaxados, porque o meio de suas costas está apoiado. O osso ilíaco irá baixar e os músculos abdominais serão contraídos naturalmente em direção à coluna vertebral.

3 Tente imaginar a sua cabeça pousada naturalmente no alto de seus ombros, sem pender para a frente nem para trás.

4 Agora, execute a respiração. Coloque os dedos sobre a parte inferior do abdome, no espaço entre o osso púbico e o umbigo. Quando você inspira, o abdome se expande lentamente, à medida que vai se enchendo de oxigênio. Quando expira, o abdome se afasta de seus dedos e se contrai em direção da cadeira, o umbigo se distancia dos seus dedos e você sente a energia penetrando para fortalecer a parte inferior das costas.

Repita o exercício respiratório 10 vezes.

Observação

• Se você forçar os ombros para trás e a parte inferior das costas se arquear, afastando-se da cadeira, saberá que seus ombros ainda estão muito curvados para que você possa manter essa postura e ficar anatomicamente correto.

LEVANTAMENTO DOS PÉS

1 Sente-se numa cadeira, como no exercício para Sentar-se de Maneira Adequada e Respirar Corretamente (página 93). Você pode colocar os dedos sobre o abdome, no mesmo lugar já descrito, ou deixar os braços em sua posição normal ao lado do corpo.

2 Ao inspirar, o abdome relaxa suavemente ou se amplia entre os seus dedos; ao expirar, você levanta lentamente um pé do chão, sentindo a conexão do umbigo com a coluna vertebral.

3 Abaixe o pé, assegure-se de que mantém novamente a mesma pressão em ambos os pés e troque as pernas. A coordenação é importante. No início, o pé é erguido lentamente; no final, você poderá levantar o pé com mais rapidez, uma vez que a alternância provém de uma pélvis estável e de abdome forte.

Nota

Inicialmente, a troca de uma perna para outra pode parecer irregular se você não tiver força interior para coordenar automaticamente o levantamento alternado das pernas. Os pés devem flutuar afastados do chão.

Faça 10 levantamentos com cada perna, alternando-as a cada vez.

Observação

• Se você erguer muito os pés, irá sentir a pélvis baixar em direção da cadeira e perderá a postura correta. Seu osso ilíaco ficará por baixo e suas costas se curvarão. Para fazer este exercício, não use nenhum tipo de sapato.

RELAXAMENTO DOS TORNOZELOS

Este exercício relaxará seus tornozelos, panturrilhas e pés, proporcionando-lhe uma percepção consciente da conexão entre o seu corpo e a terra.

1 Sente-se numa cadeira, como no exercício para Sentar-se de Maneira Adequada e Respirar Corretamente (página 93). Tire os sapatos, cruze um joelho sobre o outro e, delicadamente, gire o tornozelo muito lentamente, de modo que leve seis segundos para girar o tornozelo numa direção, aproximadamente de seis a oito vezes.

2 Mude a direção e repita. Depois, faça o mesmo com o outro tornozelo.

Observação

- Tente manter os dedos dos pés relaxados; não os aperte. Não mova os ossos da perna (tíbia e perônio). Imagine os ossos do tornozelo como fragmentos de rocha que você agita delicadamente. Enquanto você está girando o tornozelo, os fragmentos de rocha o estão lubrificando e relaxando. Se você enrijecer o pé e a perna, o processo não ocorrerá. Seus tornozelos e panturrilhas parecerão mais quentes depois do exercício. Ele deve ser realizado lenta e ritmadamente.

ALONGAMENTO DO OMBRO 2

1 Sente-se numa cadeira, como no exercício para Sentar-se de Maneira Adequada e Respirar Corretamente (página 93). Aplicam-se neste caso as mesmas regras: abdome contraído, osso ilíaco abaixado, ambos os pés igualmente apoiados no chão. Imagine a sua energia distribuída por igual em ambos os pés.

2 Muito delicadamente, coloque a mão direita sobre a omoplata esquerda, com a palma voltada para baixo. Leve a outra mão para trás e por baixo, e tente alcançar e tocar os dedos que estão nas costas. Se não puder fazer isso inicialmente, não se preocupe; tente fazê-lo mais tarde.

3 Sem arquear as costas ou projetar o peito para a frente, abra lentamente a mão que estiver na omoplata e estire o braço. Mantenha o pescoço alongado.

4 Faça o mesmo no lado contrário; depois, cinco vezes em cada lado, alternadamente.

ALONGAMENTO DO PESCOÇO

Este alongamento do pescoço não deve ser feito mais de quatro vezes.

1 Sente-se numa cadeira, com os pés afastados de maneira que se sinta confortável. Delicadamente, coloque a mão direita atrás do topo da cabeça, não no pescoço.

2 Abaixe o queixo em direção ao peito sem inclinar a cabeça para a frente, olhe para o dedo grande do pé e, lentamente, pressione a cabeça de encontro à sua mão; sinta o pescoço se alongando. Faça isso durante 20 segundos.

3 Relaxe, faça o alongamento do lado esquerdo e, depois, mais uma vez de cada lado.

Observação

• O meio das costas deve estar apoiado na cadeira, o osso ilíaco, abaixado; não deixe que o queixo fique saliente.

PROGRAMA 3:
INTERVALO DO MEIO-DIA

A mente e o corpo humano não funcionam plenamente depois de trabalharem durante oito horas consecutivas. Você precisa ter um período de descanso ou um intervalo em seu dia de trabalho, seja para fazer uma breve caminhada ou para ler um jornal. Uma mudança de ambiente — físico ou mental — irá recarregar suas baterias. Sua mente e seu corpo ficarão mais tranqüilos e você se sentirá mais ativo no seu ambiente de trabalho.

Um intervalo de atividade aeróbica, combinado com alongamentos e relaxamento corporal, fazem da hora do almoço uma ótima ocasião para uma revitalização e um revigoramento. "Aeróbico" é um termo muito genérico, que pode indicar qualquer coisa desde subir escadas ou fazer uma pequena caminhada.

Este programa é um recomeço, uma refocalização. Ele envolve um determinado número de alongamentos e é direcionado às regiões que ficam tensas em conseqüência de se ficar sentado e trabalhando, e será especialmente útil para aquelas pessoas que trabalham na frente de uma tela de computador.

Você deverá se levantar e fazer alguns exercícios simples, como comprimir o chão com os dedos dos pés e relaxar, seguido por um alongamento da panturrilha e um alongamento do gato. Há também um alongamento no qual você fica no vão de uma porta e relaxa os ombros. Isso concentra a energia para longe das regiões de tensão provocada pelo trabalho a fim de que você possa se sentir relaxado e livre de problemas durante o almoço. Você poderá então desfrutar o intervalo do almoço porque terá se livrado do *stress* muscular relacionado com o trabalho.

CURVATURA

Você poderá fazer melhor esta curvatura com os pés descalços.

1 Fique em pé. Muito lentamente, erga um pé para que ele fique apoiado apenas no calcanhar. À medida que você vai colocando o pé no chão, estire os dedos do pé e tente separá-los. De maneira ideal, os dedos deverão se estirar e separar ao mesmo tempo. (Imagine fazer uma curvatura com a mão: você ergue e separa os dedos à medida que os vai abaixando.)

2 Mantendo os dedos dos pés pousados no chão, procure acentuar o arco embaixo do pé. Relaxe.

3 Ao arquear o pé e voltar a estender os dedos novamente, imagine que tem goma de mascar na planta do pé. Dobre os dedos — sem comprimir o chão — e relaxe. No início, você poderá sentir cãibra no pé.

Repita 10 vezes com cada pé.

Observação

• Não deixe os dedos contraídos como garras neste exercício.

ALONGAMENTO DA PANTURRILHA

Este exercício deve ser feito descalço.

1 Fique em pé, a uma pequena distância atrás da sua mesa de trabalho ou da sua cadeira, com os pés afastados na largura dos quadris. Sem mover os pés, incline-se para a frente e coloque as mãos em cima da mesa ou do encosto da cadeira para se apoiar. Os ombros devem estar imóveis, o abdome contraído e o osso ilíaco abaixado. Não arqueie as costas e não deixe as costelas salientes. Mantenha os ombros imóveis e a cabeça "flutuando" no alto do corpo.

2 Faça então um simples alongamento da panturrilha, dando um passo à frente com uma perna e sentindo um alongamento acontecendo na parte de trás da outra, com o calcanhar em contato com o chão. Mantenha essa posição durante 30 segundos.

3 Faça o mesmo com a outra perna; depois, repita o alongamento em ambas as pernas.

Observação

• Lembre-se de que o abdome deve estar contraído e o osso ilíaco abaixado.

ROTAÇÃO DOS OMBROS

Este exercício desenvolve os ombros. Ele pode ser feito sentado numa cadeira do escritório mas, de preferência, faça-o em pé, encostado numa porta ou numa parede.

1 Fique em pé e recoste-se com os joelhos dobrados e o meio das costas encostado na parede.

2 Deslize para baixo, mantendo os joelhos dobrados. Seu peso deverá ser colocado igualmente sobre os pés, que não devem ficar tensos. O meio das costas e o espaço entre as omoplatas devem estar em contato com a parede que serve de apoio. Não empurre a cabeça para trás, ou sentirá o meio das costas e as omoplatas afastarem-se da parede.

3 Respirando normalmente, coloque delicadamente as mãos sobre os ombros. Este exercício consiste em quatro movimentos: girar os braços para a frente, tentar fazer com que os cotovelos se toquem, erguer os braços em direção às orelhas, girá-los tanto quanto possível para trás, sem que nenhum ponto do meio das costas se afaste da parede. Quando completar o movimento, você deve girá-los no sentido contrário. Para trás, para cima, gira e abaixa.

Repita 10 vezes em cada direção.

Observação
• Mantenha o meio das costas e o espaço entre as omoplatas em contato com a parede.

EXERCÍCIO PARA AS MÃOS

Este exercício vai ajudar as pessoas com as mãos entrevadas ou que sofrem de problemas por esforço repetitivo (STC — Síndrome do Túnel do Carpo). Entretanto, se você estiver sofrendo de STC ou tiver qualquer outro problema, consulte o seu médico antes de começar a fazer estes exercícios.

1 Sente-se ou fique em pé com os ombros relaxados.

2 Lentamente, estire as mãos e toque o polegar com os dedos, um a um, começando com o dedo mínimo. Estire cada dedo tanto quanto possível.

Nota

Você pode fazer este exercício com as mãos na sua frente ou atrás. O movimento deve ser idêntico e, ao mesmo tempo, gire o pulso. Imagine que você é um dançarino de Bali. Este exercício também funciona em coordenação com outros exercícios.

Observação
• Mantenha os ombros e os cotovelos relaxados.

ALONGAMENTO DO GATO NA MESA DE TRABALHO

Usando uma mesa ou uma cadeira do seu local de trabalho, este exercício irá relaxar a parte baixa de suas costas e alongar-lhe os ombros. Você deverá estar descalço, a menos que esteja usando sapatos baixos. Não faça este exercício se estiver de salto alto.

1 Fique em pé, tão afastado quanto puder da mesa de trabalho ou da cadeira. Apóie as palmas das mãos na mesa ou na cadeira.

2 Dobre ligeiramente os joelhos e mantenha-os dobrados. Seu peso deve estar igualmente distribuído sobre ambos os pés.

3 Expire, abaixe o queixo na direção do peito e contraia o abdome. Estire a parte inferior das costas. Isso irá contrabalançar os efeitos de permanecer sentado por muito tempo e fará o sangue fluir para a coluna vertebral desobstruída.

4 Ao inspirar, pressione o peito para baixo; as nádegas se elevam e a cabeça se alonga suavemente para trás.

Observação

• Se sentir o pescoço produzindo um ruído áspero ou as cordas vocais se contraindo, você deve ter levado a cabeça muito para trás. Não deve haver nenhum desconforto no seu pescoço.

ALONGAMENTO DOS OMBROS 3

1 Fique mais uma vez em pé, tão afastado quanto puder de sua mesa de trabalho ou de sua cadeira. Apóie as palmas das mãos na mesa ou na cadeira.

2 Dobre ligeiramente os joelhos e mantenha-os dobrados. Seu peso deve estar igualmente distribuído sobre ambos os pés.

3 Durante este alongamento dos ombros, mantenha as orelhas entre os braços. Apoiando-se na mesa ou na cadeira, pressione o peito para baixo e estire os braços para proporcionar um bom alongamento dos ombros, pescoço e antebraços. Não se preocupe se sentir um pouco de dor nos antebraços, pois trata-se de uma "dor reflexa" causada pelo alongamento dessa região.

Observação
- Mantenha os joelhos dobrados e a cabeça entre os braços.